HIV und Schwangerschaft

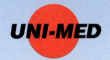

UNI-MED Verlag AG
Bremen - London - Boston

Bogner, Johannes:
HIV und Schwangerschaft/Johannes Bogner und Thomas A. Grubert.-
4. Auflage - Bremen: UNI-MED, 2008
(UNI-MED SCIENCE)

© 2001, 2008 by UNI-MED Verlag AG, D-28323 Bremen,
International Medical Publishers (London, Boston)
Internet: www.uni-med.de, e-mail: info@uni-med.de

Printed in Europe

Das Werk ist urheberrechtlich geschützt. Alle dadurch begründeten Rechte, insbesondere des Nachdrucks, der Entnahme von Abbildungen, der Übersetzung sowie der Wiedergabe auf photomechanischem oder ähnlichem Weg bleiben, auch bei nur auszugsweiser Verwertung, vorbehalten.

Die Erkenntnisse der Medizin unterliegen einem ständigen Wandel durch Forschung und klinische Erfahrungen. Die Autoren dieses Werkes haben große Sorgfalt darauf verwendet, dass die gemachten Angaben dem derzeitigen Wissensstand entsprechen. Das entbindet den Benutzer aber nicht von der Verpflichtung, seine Diagnostik und Therapie in eigener Verantwortung zu bestimmen.

Geschützte Warennamen (Warenzeichen) werden nicht besonders kenntlich gemacht. Aus dem Fehlen eines solchen Hinweises kann also nicht geschlossen werden, dass es sich um einen freien Warennamen handele.

UNI-MED. Die beste Medizin.

In der Reihe UNI-MED SCIENCE werden aktuelle Forschungsergebnisse zur Diagnostik und Therapie wichtiger Erkrankungen "state of the art" dargestellt. Die Publikationen zeichnen sich durch höchste wissenschaftliche Kompetenz und anspruchsvolle Präsentation aus. Die Autoren sind Meinungsbildner auf ihren Fachgebieten.

Vorwort zur 1. Auflage

Schwangerschaften bei HIV-positiven Frauen stellten noch bis vor wenigen Jahren ein erhebliches Wagnis dar. Wegen der schlechten Zukunftsaussichten für sich selbst wie auch für die ungeborenen Kinder entschieden sich die meisten betroffenen Frauen in dieser Situation, oft genug sehr schweren Herzens und entgegen ihrem häufig vorhandenen Kinderwunsch, für einen Abbruch der Schwangerschaft. Seit Einführung der hochaktiven antiretroviralen Therapie wurde für Betroffene mit HIV-Infektion in vielen Lebensbereichen eine Gestaltung und Zukunftsplanung möglich, die noch vor 10 Jahren undenkbar gewesen wäre: Berufstätigkeit trotz dauernder Therapie, Mobilität, Verringerung von Krankheitsphasen durch einen Wiederaufbau der Immunitätslage. In diesem Kontext ist die Chance, ein gesundes Kind zu bekommen kalkulierbar geworden, und das auch bei Paaren mit Kinderwunsch, bei denen einer oder beide Partner HIV-infiziert sind. Wenngleich die HIV-Infektion oder eine AIDS-Erkrankung nach wie vor ein wichtiger Grund sein können, eine Schwangerschaft zu verhindern oder abzubrechen, überblicken inzwischen viele Behandlungszentren eine große Anzahl von gut verlaufenen Schwangerschaften und gesunden Kindern. Die stürmische Entwicklung der letzten Jahre verlangt geradezu danach, in aktueller Form an einem Platz wie diesem Buch interdisziplinär dargestellt zu werden. Eine praxisorientierte und gleichzeitig auf wissenschaftlichen Daten beruhende Bestandsaufnahme war deshalb unser Ziel.

Aus der Thematik ergeben sich Fragen, die für die Betroffenen und für alle von Interesse sind, die an der Betreuung von HIV-Infizierten mitarbeiten: Angehörige und Freunde, psychosoziale Beraterinnen und Berater, Schwestern, Hebammen und Praxispersonal, Gynäkologen, Internisten, Kinderärzte bis hin zum Krankenkassenpersonal zu den Zuständigen der Versicherungen.

Die an der Schwangerschaft direkt beteiligten Personen geben die Gliederung des Buches vor:

- 1.: Die Schwangere
- 2.: Das Kind
- 3.: Das Paar mit Kinderwunsch und die zugehörige Beratung

Ein HIV-Test gehört zum Testangebot an jede Schwangere. Dadurch erfahren manche Schwangere erstmals von ihrer Infektion und beginnen eine Betreuung durch ein Team von Spezialisten in Anspruch zu nehmen. Das Kapitel von Herrn Dr. Kästner befasst sich mit der Situation des ersten positiven Tests (1.1.).

Danach ist unter anderem die internistisch - infektiologische Staging -Untersuchung erforderlich um gegebenenfalls erforderliche Prophylaxen oder die antiretrovirale Therapie einzuleiten. Der wichtigste Grundsatz lautet: je niedriger die HI-Viruslast desto niedriger die Übertragungswahrscheinlichkeit in der Schwangerschaft. Die internistische Diagnostik und das Management möglicher Infektionen der Mutter ist Gegenstand der beiden Kapitel von Prof. Dr. Bogner (1.2. und 1.3.).

Die gynäkologisch - geburtshilfliche Betreuung während und nach der Schwangerschaft soll bei HIV-Infizierten Schwangeren abweichend vom üblichen Plan erfolgen. Auf die Besonderheiten der Schwangerenbetreuung bei HIV-Infektion geht Dr. Beichert ein (1.4.)

Die Aspekte der Verhinderung einer vertikalen Übertragung von HIV und die antivirale Prophylaxe aus kindlicher aber auch mütterlicher Indikation werden in Kapitel 1.5. von Herrn Dr. Grubert besprochen.

Bereits peripartal und früh im Leben des Neugeborenen ergeben sich wichtige Fragen nach der richtigen Betreuung des Kindes und der antiviralen Therapie. Die kinderärztlichen Aspekte beschreibt hierzu Frau Dr. Notheis (2.1.). Während der Schwangerschaft wird das ungeborene mit antiretroviralen Medikamenten "mitbehandelt". Fast alle Kinder bleiben heute glücklicherweise uninfiziert. Die Frage nach Langzeitwirkungen dieser Prophylaxe ist aber noch nicht abschließend beantwortet. Was man dazu weiß, berichtet Herr Priv.-Doz. Dr. Wintergerst in Kapitel 2.2..

Die Beratung von HIV-diskordanten Paaren mit Kinderwunsch kann aus zwei Blickwinkeln betrachtet werden und soll sowohl aus psychologisch-psychosozialer Kenntnis heraus wie auch mit medizinisch-somatischer Information geschehen. Frau Dipl.-Psych. Sonnenberg-Schwan geht auf den Beratungsaspekt ein (3.1.) und Herr Dr. Weigel berichtet über medizinische Erfahrungen und neue Wege in der Hilfe bei Kinderwunsch.

Dem UNI-MED Verlag danken wir für die Initiative zu diesem Buch. Ein interdisziplinäres Werk ist entstanden, von dem viele Fachgruppen profitieren mögen. Den Autoren aus den verschiedenen Fachrichtungen danken wir für die Manuskripte. Frau Marlene Heuberger danken wir für die Hilfe bei der Manuskripterstellung und -korrektur.

Gewidmet sei das Buch allen Schwangeren mit HIV-Infektion. Wir wünschen alles Gute für die Schwangerschaft und die Kinder.

München, im Februar 2001

Johannes Bogner
Thomas Grubert

Vorwort zur 2. Auflage

Die Therapie der HIV-Infektion unterliegt raschen Veränderungen. Neue Substanzen, veränderte Auffassungen von der Pathogenese und die Kenntnis über Langzeitnebenwirkungen tragen zu "Paradigmenwechseln" in relativ rascher Folge bei. Galt noch vor wenigen Jahren das Wort von "*hit hard and early*", dann spiegeln jetzt die internationalen Empfehlungen zur Therapieindikation bei asymptomatischen HIV-Patienten wesentlich stärker abwartende Tendenzen wider. Es geht darum, die Langzeittoxizität hinauszuzögern.

Auch im Bereich von HIV und Schwangerschaft ist eine rasche Zunahme der Studienergebnisse und Erkenntnisse zu verzeichnen. Wir sind deshalb froh, dass bereits innerhalb kurzer Frist eine aktualisierte Neuauflage dieses Buches möglich geworden ist. Diese Auflage berücksichtigt zwischenzeitlich bekannt gewordene Erkenntnisse und Empfehlungen zur Vorgehensweise. Außerdem sind die inzwischen neu eingeführten Medikamente aufgenommen worden.

Neuinfektionen durch Geschlechtsverkehr kommen in unverändert hoher Zahl vor. Zahlreiche Studien und unsere praktische Erfahrung zeigen, dass die Erfolge der antiretroviralen Therapie zu weniger vorsichtigem Sexualverhalten animieren. Eine Viruslast unter der Nachweisgrenze bedeutet aber nicht automatisch, dass in Genitalsekreten keine infektiösen Viren vorhanden sind. Etliche Studien sind in der Zwischenzeit erschienen, die belegen, dass das Kompartiment "Genitalsekret" nicht in allen Fällen parallel zur Plasmaviruslast zu sehen ist. Dies ist eine deutliche Aufforderung zu weiterer Aufklärungsarbeit und zur Berücksichtigung der Prävention - auch im Bereich der Konzeption bei HIV-diskordanten Paaren. Möge das Buch auch weiterhin in allen Aspekten der Thematik HIV und Schwangerschaft Hilfe leisten!

München, im März 2003   *Johannes Bogner*
Thomas Grubert

Vorwort zur 3. Auflage

In nur zwei Jahren seit der letzten Auflage sind fünf neue antiretrovirale Substanzen und zwei *fixe* Kombinationen zugelassen worden. Fortschritte in der Effektivität der antiretroviralen Therapie wie auch in der Verträglichkeit sind zu verzeichnen. Daher werden die Expertenempfehlungen zu Indikation und Durchführung der Therapie jährlich adaptiert. Zu den Stichworten "HIV" und "Schwangerschaft (pregnancy)" finden sich seit der letzten Auflage dieses Buches 1100 Zitate in der Literaturdatenbank PubMed. Von allen Autoren wurde dankenswerterweise eine Sichtung und Wertung der neuesten Literatur vorgenommen. Daraus entstand die aktualisierte, dritte Auflage von "HIV und Schwangerschaft". Auch die Ergebnisse der Konsensus-Konferenz der deutschen und österreichischen AIDS-Gesellschaften im Juni 2005 anlässlich des gemeinsamen Kongresses in Wien konnten wieder berücksichtigt werden.

Wir freuen uns, damit wieder ein Buch auf dem neuesten Stand präsentieren zu können. Dank gilt an dieser Stelle allen Autoren und dem Verlag.

München und Ravensburg, im Juli 2005

Johannes Bogner
Thomas Grubert

Vorwort zur 4. Auflage

Die Entwicklung der HIV-Therapie könnte man in den letzten zwei Jahren geradezu als stürmisch bezeichnen: Die Einführung neuer Substanzen und Substanzklassen erweitert die therapeutischen Möglichkeiten für therapieerfahrene Patienten ganz erheblich und gibt auch einen Ausblick auf die Möglichkeit, dass derzeit etablierte Therapieschemata in der Anfangstherapie wieder ins Wanken geraten werden. Ganz entscheidende Neuerungen stellen hier der Chemokin-Rezeptor-Antagonist Maraviroc (Celsentri®) und der Integraseinhibitor Raltegravir (Isentress®) dar. Die ganz neu zugelassenen Medikamente haben jeweils das Problem, in der Schwangerschaft noch nicht genug erprobt zu sein. Jedoch ist aber bereits jetzt für die "vorletzte" Riege von Neuzulassungen durch zahlreiche Einzelfallberichte auch eine Option für die Therapie in der Schwangerschaft zu einer Option geworden. Kombinationsmedikamente aus der Gruppe der Nukleoside/Nukleotide wie Truvada® und Kivexa® haben nach Abwägung der individuellen Verträglichkeit und Risiken bereits Einzug in die HIV-Therapie bei Schwangeren gehalten. Auch bei den zuletzt zugelassenen "konventionellen" Proteaseinhibitoren Atazanavir (Reyataz®) und Fosamprenavir (Telzir®) liegen Erfahrungen vor. Die Proteaseinhibitoren mit Wirksamkeit bei multiresistenten Viren Tipranavir (Aptivus®) und Darunavir (Prezista®) werden glücklicherweise in der Schwangerschaft kaum benötigt. Das gleiche gilt für die neuen Substanzgruppen. Aus dem Jahr 2006 liegt ein Bericht über den erfolgreichen Einsatz der Kombination von Tipranavir mit dem Fusionsinhibitor Enfuvirtide (Fuzeon®) in der Situation einer Multiresistenz während der Schwangerschaft vor. Sicher werden auch hierzu und zu den oben erwähnten kürzlich zugelassenen Medikamente in den kommenden Jahren Berichte erscheinen.

Daraus wird klar, dass die stürmische Entwicklung der HIV-Therapie auch Veränderungen in den Behandlungskonzepten für HIV-positive Schwangere mit sich bringen muss.

Neue Substanzen, die Komplexität von Pharmakologie und Wechselwirkung und das Interesse für die Erforschung von Grundlagen zur Plazentagängigkeit von HIV-Substanzen haben zu wichtigen Ergebnissen geführt. Wir freuen uns, dass die Neuauflage dieses Buches nun um ein Kapitel erweitert werden konnte, in dem Frau Dr. Andrea Gingelmaier die wichtigen Informationen und eigene Ergebnisse zu diesem Thema zusammenfasst.

Aber nicht nur die medikamentöse Behandlung zur Verhinderung der Mutter-Kind-Übertragung, sondern auch alte Paradigmen geburtshilflicher Art sind neu auf dem Prüfstand. Während noch vor einigen Jahren die Schnittentbindung als allgemeine Empfehlung galt, ist nunmehr auch in die Diskussion gekommen, bei optimalen Therapiebedingungen eine Spontangeburt als Option ohne erhöhtes HIV-Übertragungsrisiko zu betrachten.

Kinder, die während der Vorbereitungen zur ersten Auflage unseres Buches geboren wurden, gehen nun gesund in die dritte Klasse. Die Rate von gesunden Kindern ist unverändert niedrig. Die Thematik von HIV und Schwangerschaft findet auch weiterhin zunehmend Interesse. Allein in den letzten 365 Tagen sind in PubMed 250 Arbeiten erschienen, die die Suchworte "hiv" und "pregnancy" in Titel oder Abstract enthielten. Alle Autoren freuen sich, dass die vor 8 Jahren begonnene Arbeit mit einer vierten Auflage aktualisiert werden darf und wünschen den Professionellen der beteiligten Berufsgruppen und deren Patientinnen/Babys alles Gute,

München und Ravensburg, im Mai 2008   *Johannes Bogner*
Thomas Grubert

Autoren

Dr. Matthias Beichert
Frauenarztpraxis
Toxoplasmose-Referenzzentrum
Rahnfelsstr. 12a
68163 Mannheim
Kap. 1.4., 3.2.

Prof. Dr. Johannes Bogner
Medizinische Poliklinik
Infektionsambulanz und Tagesklinik
Klinikum der Universität München
Pettenkoferstr. 8a
80336 München
Kap. 1.2., 1.3.

Dr. Bernd Buchholz
Leiter der HIV-Ambulanz
der Universitätskinderklinik Mannheim
Theodor-Kutzer-Ufer 1-3
68167 Mannheim
Kap. 1.4.

Dr. Andrea Gingelmaier
Frauenklinik
Ludwig-Maximilians-Universität München
Standort Innenstadt
Maistr. 11
80337 München
Kap. 1.6.

Dr. med. Dipl. chem. Thomas A. Grubert
Praxis für Frauenheilkunde und Geburtshilfe
Gartenstr. 18
88212 Ravensburg
Kap. 1.5.

Dr. Ralf Kästner
Frauenklinik
Ludwig-Maximilians-Universität München
Standort Innenstadt
Maistr. 11
80337 München
Kap. 1.1.

Dr. Gundula Notheis
Dr. von Haunersches Kinderspital
Klinikum der Universität München
Immundefektambulanz
Lindwurmstr. 4
80337 München
Kap. 2.1.

Dipl. Psych. Ulrike Sonnenberg-Schwan
Wasserturmstr. 20
81827 München
Kap. 3.1.

Prof. Dr. med. Michael Weigel
Leopoldina Krankenhaus
Abteilung für Gynäkologie und Geburtshilfe
Gustav-Adolf-Str. 8
97422 Schweinfurt
Kap. 1.4., 3.2.

Prof. Dr. Uwe Wintergerst
Dr. von Haunersches Kinderspital
Klinikum der Universität München
Lindwurmstr. 4
80337 München
Kap. 2.2.

Inhaltsverzeichnis

1. Die schwangere HIV-Patientin — 16

- 1.1. Positiver HIV-Test im Rahmen der Schwangerenuntersuchung — 16
  - 1.1.1. Einleitung — 16
  - 1.1.2. Durchführung des Tests — 16
  - 1.1.3. Diagnoseschock — 16
  - 1.1.4. Schwangerschaftskonflikt — 17
  - 1.1.5. Schwangerschaftsabbruch — 18
  - 1.1.6. Schwangerenbetreuung — 18
  - 1.1.7. Zusammenfassung — 18
- 1.2. Internistische Diagnostik bei der HIV-infizierten Schwangeren — 19
  - 1.2.1. Einleitung — 19
  - 1.2.2. Erstanamnese — 19
  - 1.2.3. Zwischenanamnese — 20
  - 1.2.4. Körperlicher Untersuchungsbefund — 20
  - 1.2.5. Labor — 21
  - 1.2.6. HIV-Stadium — 22
  - 1.2.7. Bildgebung — 23
  - 1.2.8. Elektrokardiogramm — 24
  - 1.2.9. Verlaufsuntersuchungen — 24
  - 1.2.10. Thromboseneigung — 24
- 1.3. Interkurrente Infektionen während der Schwangerschaft — 26
  - 1.3.1. Einleitung — 26
  - 1.3.2. HIV-typische Infektionen — 26
  - 1.3.3. Prophylaxe von opportunistischen Infektionen bei Schwangeren — 26
  - 1.3.4. Weitere Infektionen — 28
- 1.4. Schwangerenbetreuung bei HIV-Infektion — 31
  - 1.4.1. Therapie — 32
  - 1.4.2. Monitoring — 33
  - 1.4.3. Frühgeburtlichkeit, vorzeitige Wehen — 33
  - 1.4.4. Zytologie/Kolposkopie — 35
  - 1.4.5. Sonographie — 36
  - 1.4.6. Entbindung — 36
  - 1.4.7. Pädiater — 37
  - 1.4.8. Follow-up — 37
- 1.5. Reduktion des Übertragungsrisikos: Geburtshilfliche Aspekte und antiretrovirale Prophylaxe — 39
  - 1.5.1. Die vertikale HIV-Transmission — 39
    - 1.5.1.1. Zeitpunkt und Mechanismus der HIV-Übertragung — 39
    - 1.5.1.2. Transmissionsraten — 40
    - 1.5.1.3. Risikofaktoren für die HIV-Transmission — 41
      - 1.5.1.3.1. Laborparameter — 41
      - 1.5.1.3.2. Epidemiologische und klinische Parameter — 43
      - 1.5.1.3.3. Geburtshilfliche Parameter — 43
      - 1.5.1.3.4. Kindliche Faktoren — 43

1.5.2.	Interventionsmöglichkeiten zur Reduktion des vertikalen Transmissionsrisikos	43
1.5.2.1.	Antiretrovirale Therapie (ART) während der Schwangerschaft	44
1.5.2.1.1.	Prophylaxe der vertikalen Transmission als alleinige Indikation	45
1.5.2.1.2.	Prophylaxe der vertikalen Transmission und Therapie der Mutter	46
1.5.2.1.3.	Postexpositionsprophylaxe	49
1.5.2.1.4.	Bekannte Nebenwirkungen der antiretroviralen Therapie in der Schwangerschaft	50
1.5.2.2.	Geburtsmodus	51
1.5.2.3.	Stillen	52
1.5.2.4.	Andere Maßnahmen	53
1.5.3.	Praktisches Vorgehen	53
1.6.	Plazentagängigkeit antiretroviraler Medikamente	62
1.6.1.	Limitierungen der Studien	63
1.6.2.	Nukleosid-/tidartige Reverse-Transkriptase-Hemmer (NRTI)	63
1.6.3.	Nicht nukleosidartige Reverse-Transkriptase-Hemmer (NNRTI)	64
1.6.4.	Proteaseinhibitoren	65
1.6.5.	Entryinhibitoren	66
1.6.6.	Plazentagängigkeit und vertikale Transmission	66

2. Das Kind der HIV-infizierten Mutter — 70

2.1.	Kinderärztliche Betreuung vertikal HIV-exponierter Kinder	70
2.1.1.	Diagnosestellung	70
2.1.2.	Betreuung des HIV-infizierten Kindes	71
2.1.2.1.	Gefährdung des HIV-exponierten Kindes durch maternale Risiken und konnatale Infektionen	71
2.1.2.2.	Überwachung HIV-exponierter Kinder	72
2.1.2.3.	Impfungen	73
2.1.2.4.	Prophylaxe	74
2.2.	Langzeitfolgen antiretroviraler Medikamente (ARV) beim intrauterin HIV-exponierten nicht HIV-infizierten Kind	75
2.2.1.	Einleitung	75
2.2.2.	Unerwünschte Wirkungen antiretroviraler Medikamente	75
2.2.2.1.	Mitochondriale Funktionsstörungen	77
2.2.3.	Untersuchungen zu Kombinationstherapien	78
2.2.4.	Schlussfolgerung	78

3. Kinderwunsch und Schwangerschaft bei HIV-Infektion — 82

3.1.	Beratung beim Kinderwunsch HIV-infizierter Menschen	82
3.1.1.	Einleitung	82
3.1.2.	HIV-Infektion und Reproduktionsmedizin - ein kurzer historischer Abriss	82
3.1.3.	Motivationen und Hintergründe des Kinderwunsches	83
3.1.4.	Grundlegende Aspekte der Beratung bei Kinderwunsch	83
3.1.5.	Zusätzliche Aspekte der Beratung bei HIV-Infektion der Frau	85
3.1.6.	Die Methode der Selbstinsemination	86
3.1.7.	Die Beratung HIV-konkordanter Paare	86
3.1.8.	Ausblick	87
3.2.	Kinderwunsch HIV-diskordanter Paare: Optionen der Reproduktionsmedizin	88
3.2.1.	HIV-Infektion der (Ehe-)Frau	89
3.2.1.1.	Besondere Schwangerschaftsrisiken	89
3.2.1.2.	Die materno-fetale Transmission	89
3.2.1.3.	Reproduktionsmedizinisch relevante Aspekte der HIV-Infektion	89
3.2.1.4.	Praktisches Vorgehen/Zusammenfassung	90

3.2.2.	HIV-Infektion des (Ehe-)Mannes	92
3.2.2.1.	HI-Viren im Ejakulat	92
3.2.2.2.	Spermienseparation und Testung	93
3.2.2.3.	Optionen und Probleme der Reproduktionsmedizin	94
3.2.2.4.	Praktisches Vorgehen/Zusammenfassung	95
3.2.3.	Fazit	96

4. Anhang — 100

Index — 104

Die schwangere HIV-Patientin

1. Die schwangere HIV-Patientin

1.1. Positiver HIV-Test im Rahmen der Schwangerenuntersuchung

1.1.1. Einleitung

Die seit über 25 Jahren bekannte HIV-Infektion war zunächst eine Erkrankung homosexueller oder drogenabhängiger Männer.

Ende der 80er Jahre rückte das Problemfeld "Frauen und AIDS" zunehmend in den Blickpunkt, da die Anzahl der Frauen an den Gesamtinfizierten anstieg, um mittlerweile etwa 20 % zu betragen (1).

Heterosexuelle Infizierung steht bei Frauen mittlerweile ganz im Vordergrund, sowohl in Deutschland als auch in den Hochprävalenzländern.

Das Thema "Schwangerschaft" hat zentrale Bedeutung, da mehr als 80 % der infizierten Frauen im gebärfähigen Alter sind und die potentielle Gefährdung der Mütter, ihrer Kinder wie auch des medizinischen Personals intensive Forschung begründete.

So bestand frühzeitig die Empfehlung ein HIV-*screening* in die Mutterschaftsrichtlinien aufzunehmen (2).

Bis Ende der 80er Jahre verband sich mit dem Vorliegen einer Schwangerschaft bei HIV-Infektion die Empfehlung zum Schwangerschaftsabbruch, da ausgegangen wurde von

- einer Immunsuppression durch eine Schwangerschaft mit Gefahr für die mütterliche Gesundheit
- einer etwa 50 % Übertragungswahrscheinlichkeit des HI-Virus auf das Kind und
- einer sehr eingeschränkten Lebenserwartung für die betroffene Frau durch eine unheilbare Erkrankung

Nicht selten wurde im Rahmen einer Abruptio auch eine Sterilisation durchgeführt (3).

Auch unter drastisch veränderten äußeren Rahmenbedingungen bedeutet auch heute noch die Diagnose einer HIV-Infektion in der Frühschwangerschaft eine existentielle Krise, deren verschiedene Aspekte nachfolgend beschrieben werden.

1.1.2. Durchführung des Tests

Bei nur etwa 50-60 % (Schätzung des Robert Koch Institutes) aller Schwangeren in Deutschland wird derzeit ein HIV-Screening durchgeführt. Die Unkenntnis des HIV-Status der Schwangeren ist jedoch der Hauptrisikofaktor für eine Infektion des Neugeborenen, so dass alle Schwangeren zu einer Testung motiviert werden sollten. Entsprechende deutlichere Empfehlungen sind soeben den Mutterschaftsrichtlinien angefügt worden.

Obligat sollte sein, dass der Arzt vor der Blutabnahme mit der Schwangeren das Für und Wider des Tests bespricht und ihn nur mit Einverständnis der Schwangeren durchführt. Bereits hier werden die irrationalen Ängste im Zusammenhang mit dem Thema HIV deutlich, in dem das erklärende Gespräch vermieden wird und der Gedanke "es wird schon alles in Ordnung sein" keine Auseinandersetzung mit der Möglichkeit eines positiven Testergebnisses zulässt.

Aus Betroffenenkreisen wird immer wieder die Stimme laut, ein HIV-Test dürfe nur von Ärzten mit psychosomatischen Kompetenzen durchgeführt werden, die auch die Folgen eines positiven Befundes mit ihren Patientinnen besprechen und ihnen den nötigen Halt bieten können.

Selbstverständlich ist nach einem ersten positiven Befund vor der Diagnosestellung und Befundmitteilung eine Kontrolluntersuchung mit ebenfalls positivem Ergebnis zur Bestätigung erforderlich.

1.1.3. Diagnoseschock

Die Mitteilung der Diagnose HIV-Infektion oder AIDS ist nahezu immer ein Schock für die Betroffenen.

> Erste Reaktionen sind Angst, Gedanken an den Tod, Verzweiflung, Bedrohung und Depression, nicht selten verbunden mit suizidalen Gedanken.

Aus diesem Grunde sollte die Diagnosemitteilung nur in einem persönlichen Gespräch und in einem geschützten Rahmen stattfinden, niemals am Telefon, schriftlich oder durch Dritte. Auch für den Arzt kann es sehr schwer sein, die Diagnose seiner

Patientin mitzuteilen. Die Teilnahme an einer Balint-Gruppe oder Supervision sind mögliche Hilfen.

Für die betroffenen Frauen beginnt ein langer, phasenhaft verlaufender Prozess der psychischen Anpassung, der Krankheitsbewältigung (*coping*) (4).

Ähnlich wie bei anderen chronischen Erkrankungen oder Bedrohungen lässt sich bald ein *coping*-Muster beobachten, welches zwischen den Polen Flucht und Kampf pendelt und schließlich eine Hauptrichtung einnimmt, die aus der persönlichen Geschichte begründet und mehr oder weniger anpassungsfördernd ist.

> Hauptstrategien sind Anpacken, Vermeidung und reaktive Depression, seltener religiöse Sinnsuche oder andere Strategien.

Faktoren, die die Wahl der *coping*-Strategien beeinflussen, sind u.a. das Erleben von sozialer Unterstützung, Partnerschaft, Drogenabhängigkeit, die finanzielle Situation sowie das Vorliegen neuroserelevanter Daten wie *broken home*-Situation, Heimaufenthalte, Missbrauchs- oder Gewalterfahrungen.

> Eine gelungene Krankheitsbewältigung zeichnet sich durch eine balancierte Stimmungslage, begrenzt realistische Zukunftspläne sowie eine langfristige Kontaktfähigkeit aus. Die Infektion wird nicht als sozial vernichtend erlebt (sozialer Tod!), Suizidgedanken sowie ein unbeweglich wirkender Pessimismus in bezug auf die Zukunft herrschen nicht vor (5).

Die Isolation der Betroffenen entsteht aus dem Zusammenwirken zweier Komponenten: Ein Rückzug der HIV-Positiven sowie die Ablehnung durch die HIV-Negativen.

> Ursächlich sind noch immer die zahlreichen irrationalen Ängste um das Thema HIV, die besonders in unserer westlichen, rational geprägten Welt um den Tod, um Assoziationen mit ungehemmter Sexualität, die die Integrität des ICH bedroht, kreisen.

Die HIV-Positiven wehren diese Ängste durch Selbstvorwürfe und sozialen Rückzug ab, die HIV-Negativen durch Vermeidungshandlungen und Projektionen, z.B. Infizierten nicht die Hand zu reichen, sowie durch den unterschwelligen Vorwurf, die Infizierten seien schließlich selbst Schuld an ihrem Zustand (6).

1.1.4. Schwangerschaftskonflikt

Nach dem ersten Schock durch die Diagnose, die sich überwiegend auf die eigene Person und die eigene Gesundheit auswirkt, tritt rasch der Aspekt des erwarteten Kindes und dessen Zukunft hinzu (7).

Im Schwangerschaftskonflikt geht es für die Infizierte um folgende Problembereiche:

- in erster Linie befürchtet die Schwangere ihr Kind während Schwangerschaft, Geburt und Wochenbett ebenfalls mit dem HI-Virus zu infizieren und damit Schuld auf sich zu laden
- es besteht die Sorge um eine Verschlechterung des eigenen Gesundheitszustandes durch eine mögliche Immunsuppression während der Schwangerschaft
- Ängste, das Kind allein zurücklassen zu müssen, nach dem eigenen verfrühten Tod, oder aber es aus Krankheitsgründen nicht angemessen selbst versorgen zu können
- unklare Langzeitfolgen für das Kind durch die medikamentöse Therapie in der Schwangerschaft
- viele Frauen, aber besonders die aus den afrikanischen Endemiegebieten, fürchten die zur Transmissionsprophylaxe empfohlene Kaiserschnittentbindung als lebensbedrohlich

Im Schwangerschaftskonflikt wurde bis Ende der 80er Jahre, wie bereits erwähnt, von den Ärzten und auch von der Gesellschaft die Empfehlung zum Schwangerschaftsabbruch gegeben.

Auch heute noch finden einige die Mutterschaft HIV-Infizierter und insbesondere deren Kinderwunsch als unvertretbar.

Mehrheitlich hat sich jedoch die Einstellung zugunsten einer Akzeptanz der Bedürfnisse nach Sexualität und Familie von HIV-infizierten Frauen gewandelt.

Hierzu haben wesentlich die deutlich verbesserte Prognose hinsichtlich des Krankheitsverlaufes (☞ Kap. 1.5.5.) und des späteren Auftretens AIDS-definierender Erkrankungen beigetragen, als auch das nunmehr minimale Risiko einer vertikalen

Transmission, das bei optimalen Bedingungen bei etwa 1 % liegt (☞ Kap. 1.5.) (8).

> Die Frauen im Schwangerschaftskonflikt benötigen Zeit, Information und emotionale Zuwendung, um ihre Ambivalenz angemessen bewältigen zu können.

Dabei ist es hilfreich, die persönlichen Ressourcen auszuloten und frühzeitig auf mögliche Hilfen hinzuweisen wie beispielsweise die AIDS-Hilfe, Sozialberatung, Drogenhilfe und psychologische Hilfe.

Hin- und hergerissen zwischen Angst und Schuldgefühlen bzw. Freude und Hoffnung benötigen die Frauen in der Regel mehrere Wochen um herauszufinden, welche Entscheidung für sie die passende ist. Langfristig kann nur die bewusste Übernahme der individuellen Verantwortung zur Akzeptanz und damit zur besseren Verarbeitung des Schwangerschaftsabbruches bzw. des Austragens des Kindes führen (9).

1.1.5. Schwangerschaftsabbruch

Seit dem Bekanntwerden der HIV-Infektion besteht für eine infizierte Schwangere die Möglichkeit zum Schwangerschaftsabbruch nach § 218 a, Abs. 1 aus medizinischer Indikation. Grundlage dafür war zunächst die mögliche Immunsuppression durch eine Schwangerschaft mit nachteiligen Folgen für die Gesundheit der Schwangeren.

Wenn auch für eine solche Immunsuppression durch die neueren wissenschaftlichen Erkenntnisse kaum noch Belege existieren, ist die bestehende Regelung nach wie vor gültig. Da die medizinische Indikation eine Gefahr für die körperliche und gleichermaßen die seelische Gesundheit der Patientin beinhaltet, ist diese nach ausreichender Abwägung auch immer dann gegeben, wenn eine Frau sich aufgrund der HIV-Infektion außerstande sieht, ihr Kind auszutragen.

Hierbei muss keine Frist beachtet werden, so dass die benötigte Zeit immer zur Verfügung steht. In der Regel wird der Abbruch jedoch während der ersten drei Schwangerschaftsmonate durchgeführt.

Es muss keine Bescheinigung einer speziellen Beratungsstelle, wie sie beim Abbruch ohne Indikation innerhalb der ersten 12 Schwangerschaftswochen vorgeschrieben ist, vorliegen.

> Im Zuge eines Schwangerschaftsabbruches sollte grundsätzlich nie gleichzeitig eine Sterilisation erfolgen.

Auch bei einem gut begründeten Abbruch ist immer erhebliche Trauerarbeit zu leisten und viele Frauen sind nachhaltig belastet. Eine simultane Sterilisation wird oft aus einem selbstdestruktiven Impuls heraus gewünscht bzw. von Ärzten unbewusst als Bestrafung empfohlen und belastet demnach zusätzlich, so dass es zu einem "kumulativen Trauma" kommt.

Nur in bester Kenntnis der Persönlichkeit und der Lebensgeschichte der Patientin sowie in medizinisch hart begründeten Fällen könnte ausnahmsweise von dem oben empfohlenen Vorgehen abgewichen werden.

1.1.6. Schwangerenbetreuung

Auch von den Frauen, die erst im Rahmen des Schwangerschafts-*screenings* von ihrer HIV-Infektion erfahren, entscheiden sich zunehmend mehr Frauen für das Austragen des Kindes.

Insbesondere wenn die Schwangerschaft geplant und die Umstände für ein Kind angemessen sind, sehen diese Schwangeren auch nach dem Schock durch die Diagnose HIV genügend Gestaltungsmöglichkeiten, um ihre Lebensplanung beizubehalten. Auch aus medizinischer Sicht bestehen in den allermeisten Fällen, mit Ausnahme einer fortgeschrittenen AIDS-Erkrankung, keine Einwände gegen eine Schwangerschaft. Den Besonderheiten in der Betreuung HIV-infizierter Schwangerer ist das Kap. 1.4. gewidmet.

1.1.7. Zusammenfassung

Auch heute ist es für eine Schwangere noch ein Schock, mit der Diagnose HIV konfrontiert zu werden. Die gesamte Lebensplanung gerät zunächst aus den Fugen und muss angesichts des ungewissen eigenen Krankheitsverlaufes und des Risikos einer Ansteckung des Kindes neu überdacht werden.

Insbesondere die mit HIV assoziierten Ängste und der Hang zur Isolation belasten die Schwangere. Im Schwangerschaftskonflikt sind neben Informationsangebot vor allem emotionale Zuwendung und ausreichend Zeit nötig, um keine voreiligen Entscheidungen zu treffen.

Da es sich um ein psychosomatisches Gebiet handelt, in dem körperliche und seelische Belange engstens ineinandergreifen, ist neben profunder medizinischer Betreuung die Bereitstellung psychologischer Hilfe erforderlich.

Literatur

1. Robert Koch Institut: Epidemiologisches Bulletin, Oktober 2004, www.rki.de

2. Stauber M, Grosch-Wörner I, Schäfer A. Zur Frage eines Screenings auf HIV-Antikörper in der Schwangerschaft. Geburtshilfe und Frauenheilkunde 1987; 47: 87-89

3. Abschlussbericht der wissenschaftlichen Begleitung zum Bundesmodellprogramm "Frauen und AIDS". Sozialpädagogisches Institut Berlin, 1994

4. Siegel K, Gluhoski VL, Karus D. Coping and mood in HIV-positve women. Psychol Reports 1997; 81: 435-442

5. Clement U. HIV-positiv. Psychische Verarbeitung, subjektive Infektionstheorien und psychosexuelle Konflikte HIV-Infizierter. (1992) Enke Verlag, Stuttgart

6. Kästner R, Ersöz I, Müller M, Stauber M. Psychosomatisches Betreuungskonzept für HIV-infizierte Frauen. Psychosomatische Gynäkologie und Geburtshilfe (edition psychosozial) 1999, S. 183-190

7. Sunderland A, Handte J, Landesman S et al. The impact of human immunodeficiency virus serostatus on reproductive decicions of women. Obstet Gynecol 1992; 79: 1027-1031

8. Gingelmaier A et al. Schwangerschaftsverlauf und kindliches Outcome bei 599 HIV-exponierten Schwangerschaften an deutschen Schwerpunktzentren 1999-2003. Geburtshilfe und Frauenheilkunde 2005; 65: 1058-1063

9. Larrabee KD, Eriksen N, Helfgott A, Monga M. Quality of life assessment in pregnant women with the human immunodeficiency virus. Obstet Gynecol 1996; 88: 1016-1020

1.2. Internistische Diagnostik bei der HIV-infizierten Schwangeren

1.2.1. Einleitung

Die HIV-Infektion ist eine chronische Multisystemerkrankung. Um die Sicherheit der Schwangeren mit HIV-Infektion zu gewährleisten, ist eine internistisch-infektiologische Betreuung sinnvoll.

Wie jede andere HIV-infizierte Person bedarf auch die HIV-infizierte Schwangere regelmäßiger Kontrollen, die über die geburtshilflichen Aspekte hinausgehen. Damit sollen Infektionen, Störungen am Herz-Kreislaufsystem, Stoffwechsel und Immunsystem erfasst werden. Bei HIV-Infizierten ohne Schwangerschaft sind monatliche bis dreimonatliche Kontrollen angeraten und üblich. Die Häufigkeit der Kontrolluntersuchungen richtet sich dabei unter anderem nach der klinischen Situation, nach dem Stadium der HIV-Erkrankung und nach nicht medizinischen Gesichtspunkten wie z.B. Anfahrtsweg und Berufstätigkeit. Im Durchschnitt sind bei unkomplizierter HIV-Schwangerschaft zweimonatliche Kontrollen empfehlenswert, wenn nicht eine besondere Problematik vorliegt (schwerer Immundefekt, Hypertonie, Neubeginn einer antiretroviralen Therapie). Unter einer Zidovudin-Therapie sollte der Hämoglobinwert monatlich bestimmt werden. Unter Nukleosidtherapie ist im dritten Trimenon eine monatliche Bestimmung von Laktatspiegel, Transaminasen, LDH und Lipase anzuraten. Damit kann frühzeitig der Übergang einer Hyperlaktatämie in eine Laktatazidose erkannt und verhindert werden.

Die Vorgehensweise internistischer und bildgebender Diagnostik unterscheidet sich bei der schwangeren HIV-Patientin lediglich hinsichtlich des Umfanges und der Möglichkeit von radiologischen Untersuchungen. Außerdem wird besonderes Augenmerk auf interkurrente Infektionen gelegt, da jede Infektion nicht nur den Fortgang der Schwangerschaft und die Gesundheit des ungeborenen Kindes beeinflussen kann, sondern auch ungünstige Auswirkungen auf die Virusreplikation haben kann.

1.2.2. Erstanamnese

Selbst bei subjektivem Wohlbefinden können systemische Symptome im Sinne HIV-typischer Manifestationen erfragt werden. Es lohnt sich also auf alle Fälle, nach typischen Vorerkrankungen und begleitenden Symptomen zu fragen. Das ist besonders dann wichtig, wenn die HIV-Infektion erst durch den Test in der Schwangerschaft entdeckt wurde. Die entsprechenden Fragen finden sich in Tab. 1.1.

- Erhöhte Temperatur, Frösteln, Schwitzen
- Nachtschweiß (Nachthemd gewechselt?)
- Gewichtsverlauf (wie war Ihr Gewicht vor 12 Monaten?)
- Körperliche Leistungsfähigkeit
- Atemnot bei Belastung (wie viele Stockwerke möglich?)
- Husten und Hustenqualität (Auswurf?)
- Herzstolpern
- Verdauung, Diarrhoe
- Schmerzen beim Wasserlassen?
- Gefühlsstörungen, Kribbeln, Taubheitsgefühl

Tab. 1.1: Systemanamnese bei neu bekannt gewordener HIV-Infektion: auch bei fehlender spontaner Angabe von Symptomen sollten Allgemeinsymptome erfasst werden.

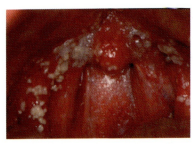

Abb. 1.1: Mundsoor (orale Candidiasis) als typisches Zeichen einer HIV-Infektion im fortgeschrittenen Stadium: weißliche Beläge, die gut mit dem Spatel abgeschabt werden können. Die Schleimhaut darunter ist entzündlich gerötet.

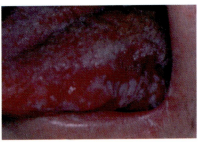

Abb. 1.2: Orale Haarleukoplakie. Weiße verrukös imponierende Leukoplakie typischerweise am lateralen Zungenrand. Nicht abwischbar und nicht schmerzhaft, meist von der Patientin selbst nicht bemerkt. Auch die Haarleukoplakie ist meist mit einer erheblichen Einschränkung des Immunsystems vergesellschaftet (z.B. CD4 weniger als 250/µl).

1.2.3. Zwischenanamnese

Anlässlich der Verlaufsuntersuchungen muss nach fieberhaften Episoden, Gewichtsverlauf, Nachtschweiß, Diarrhoe, Atemnot und neuaufgetretenen Schwellungen gefragt werden. Zusätzlich ist eine Umgebungs- und Expositions-Anamnese sinnvoll. Reisen in oder Herkunft aus Hochprävalenzgebiete für Tuberkulose können von Bedeutung sein und zu einer Konversion eines zuvor negativen Tuberkulin-Hauttests führen.

1.2.4. Körperlicher Untersuchungsbefund

Die Vitalparameter Puls, Blutdruck, Atemfrequenz, Körpertemperatur und Bewusstseinszustand werden ebenso wie Größe und Gewicht bestimmt. Bei der allgemein-internistischen Untersuchung liegt ein besonderes Augenmerk auf der Inspektion der Mundhöhle (Soor, Haarleukoplakie?), der Abtastung aller Lymphknotenregionen und der Inspektion der (gesamten) Haut (Tab. 1.2). Bei Patientinnen aus Tuberkulose-Prävalenzgebieten ist die Durchführung eines Tuberkulin-Hauttests sinnvoll.

- Vitalparameter: Puls, Blutdruck, Atemfrequenz, Rektaltemperatur, Bewusstseinslage (jedes Mal!)
- Inspektion der Haut (Ekzem? Exanthem? Follikulitis?)
- Inspektion der Mundhöhle (Soor, Haarleukoplakie?)
- Herz-Lungen-Auskultation
- Abdomen und Nierenlager
- Lymphknotenstatus (alle Stationen abtasten)
- Sensibilität, Motorik und Reflexe
- rektale Untersuchung (nur bei Symptomatik und nicht doppelt mit gynäkologischer Untersuchung)

Tab. 1.2: Die über die gynäkologische Untersuchung hinaus gehende komplette körperliche Untersuchung soll mögliche Komplikationen des HIV-bedingten Immundefektes erfassen.

1.2.5. Labor

Die Routinelaborparameter sollen Blutbild mit Differenzialblutbild, die wichtigsten Serumparameter sowie ein Urinsediment enthalten. Bei der Erstuntersuchung und in der Folge bei klinischen Indikationen gehört die Bestimmung von Markern der Entzündungsreaktion zur Untersuchung. Neben dem C-reaktiven Protein (CRP), der Blutsenkung, der Elektrophorese und dem Eisen-Wert (incl. Ferritin und Transferrin) gewinnt zunehmend das Procalcitonin an Bedeutung für die Unterscheidung bakterieller Infekte von nicht-bakteriellen Infektionserregern und nicht-infektiöser Entzündung.

An serologischen Untersuchungen sind die in Tab. 1.3 aufgeführten Tests bei der ersten Untersuchung durchzuführen. Hier geht es darum, mögliche Co-Infektionen und behandelbare latente Infektionen aufzuspüren. Die HIV-Infektion hat denselben Übertragungsweg wie alle anderen sexuell übertragbaren Erkrankungen. Daraus ergibt sich, dass nach diesen immer auch gefahndet werden muss. Ein entscheidender Stellenwert kommt der konsequenten Diagnostik und Therapie genitaler Infektionen zu (Deutsch-Österreichische Empfehlungen). Koinfektionen wie beispielsweise eine Chlamydieninfektion, eine Trichomoniasis, eine bakterielle Vaginose korrelieren mit einem erhöhten HIV-Transmissionsrisiko von Mutter zu Kind. Das gilt besonders bei vorzeitigen Wehen. Als neue Möglichkeit der Unterscheidung zwischen früher durchgemachter Impfung und tatsächlich vorhandener Infektion bietet sich neuerdings die Durchführung eines Tests an, der aus dem Blut gemacht wird und die Interferon-Produktion von Immunzellen nach spezifischer Exposition mit Tuberkulin anzeigt (z.B. Quantiferon-Test; 23).

Im einzelnen sind folgende Untersuchungen obligat: Eine pH-Bestimmung im Vaginalsekret, die Anlage eines Nativpräparates und einer mikrobiologischen Kultur, eine STD-Diagnostik, ein Toxoplasmosescreening zu Beginn der Schwangerschaft mit Wiederholungsuntersuchungen im 2. und 3.Trimenon zum Ausschluss einer Reaktivierung bzw. Neuinfektion am Ende der Schwangerschaft sowie eine vollständige Hepatitisserologie. Asymptomatische Harnwegsinfekte sollten z.B. mittels Urinstix, Urindesiment und ggf. Uricult-Untersuchung ausgeschlossen werden.

Parameter	Erstuntersuchung	Verlaufsuntersuchung
Routine		
Blutbild mit Differenzialblutbild	x	x
Serumchemie	x	x
Retentionsparameter	x	x
Lebertransaminasen	x	x
Cholestaseparameter	x	x
Gerinnung	x	-
CRP, BKS	x	-
Procalcitonin	-	x[#]
Eisen, Ferritin	x	x[#]
Schilddrüsenfunktion, TSH	x	-
Blutfette	x[H]	x[H]
Blutzucker	x[H]	x[H]
HbA1c	x[H]	x[H]
Laktat	x[H]	x[H]
Bicarbonat	x[H]	x[H]
HIV-spezifische Parameter		
CD4-Lymphozyten	x	x*
CD8-Lymphozyten	x	x*
HIV-RNA quantitativ im Plasma (Viruslast)	x	x*
Serologie		
Hepatitis-Suchprogramm	x	-
Toxoplasmose	x	-
Cytomegalievirus	x	-
Röteln	x	-
Varicella Zoster Virus	x	-
Syphilis	x	-
Tuberkulose-Screen	Bei Herkunft aus Prävalenzgebiet	Bei Symptomatik

Tab. 1.3: Internistisch-infektiologische und immunologische Laboruntersuchungen bei HIV-Infektion in der Schwangerschaft: Unterschied zwischen Erstuntersuchung und Verlaufskontrollen.
* Abhängig von der Steuerung der antiretroviralen Therapie, [#] unterschiedlich nach klinischer Symptomatik, [H] nur unter HAART.

An HIV-spezifischen Untersuchungen sind die ebenfalls in Tab. 1.3 aufgeführten immunologischen und virologischen Tests angezeigt. Die CD4-Lymphozyten und die Viruslast werden bei virologisch erfolgreicher Therapie nur alle zwei bis drei Monate erforderlich. Bei Therapiebeginn oder Therapiewechsel können im Einzelfall anfangs monatliche Kontrollen erforderlich sein.

Wegen der Langzeitnebenwirkungen der antiretroviralen Therapie (insbesondere der Nukleoside) hat es sich auch bewährt, Stoffwechselparameter wie Triglyzeride, Cholesterin, Blutzucker, HbA1c, Pankreasenzyme und Bicarbonat bzw. Laktat als *baseline*- wie auch als Verlaufsparameter zu bestimmen. Da zunehmend auch das Nukleotid Tenofovir (Viread ® oder Truvada ®) während der Schwangerschaft verwendet wird, ist gegebenenfalls auch auf die substanzspezifische Nebenwirkung einer Verschlechterung des Kreatininwertes und der glomerulären Filtrationsrate zu achten. Die Einschränkung der Nierenfunktion kommt durch eine tubuläre Funktionsstörung zustande, die auch als "Fanconi-like" Syndrom bezeichnet wird und in der frühen Phase an einer Glucosurie und Hypophosphatämie erkannt wird. Bei Anwendung der Substanz Tenofovir sollte auch bekannt sein, dass es zu Erhöhung des Muskelenzyms CK und zu einem falsch hohen Anteil des CK-MB-Anteils kommen kann. Dieses Phänomen ist durch die Erhöhung der Makro-CK verursacht (21).

1.2.6. HIV-Stadium

Nach Anamnese, körperlicher Untersuchung und Eintreffen der Laborergebnisse (CD4) kann das Erkrankungsstadium nach der CDC-Klassifikation (*Centers for Disease Control*, gültig seit 1993) festgelegt werden. Die Stadieneinteilung ist sinnvoll für die Abschätzung der möglichen Differenzialdiagnosen im Falle einer interkurrenten Infektion, notwendig für die Kommunikation unter Ärzten (z.B. Angabe des Stadiums im Arztbrief) und hilfreich im Hinblick auf epidemiologische Fragestellungen (anonyme Meldung aller AIDS-Vollbild-Erkrankungen und -Todesfälle an das Robert-Koch-Institut in Berlin). Die Definition sieht vor, dass das schlechteste jemals erreichte Stadium beibehalten wird, auch wenn es durch die antiretrovirale Therapie zwischenzeitlich zu einer Verbesserung der immunologischen Situation der Patientin gekommen ist. In diesem Fall ist es sinnvoll, die niedrigste jemals gemessene CD4-Zahl (und den CD4-Prozentsatz) als sogenannten CD4-Nadir anzugeben. Das Regelwerk der CDC ist nach einem klinischen und einem immunologischen Gesichtspunkt aufgebaut. Die Großbuchstaben A, B und C stehen dabei für die die klinischen Diagnosen (vgl. Tab. 1.4).

	A asymptomatisch akute HIV-Infektion	B symptomatisch kein AIDS-Vollbild[1]	C AIDS-Vollbild[2]
CD4 > 500/µl	A1	B1	C1
CD4 200-500/µl	A2	B2	C2
CD4 < 200/µl	A3	B3	C3

Tab. 1.4: *Centers for Disease Control* (CDC)-Klassifikation der HIV-Infektion: Jede Patientin kann eindeutig einem Stadium zugeordnet werden. Das schlechteste jemals erreichte Stadium wird bei den Diagnosen beibehalten.
[1] z.B. Mundsoor, Haarleukoplakie, Zoster, rezidivierender Herpes, konstitutionelle Symptome, Zervixdysplasie, Condylomata acuminata.
[2] AIDS-definierende Erkrankungen: Pneumozystose, cerebrale Toxoplasmose, Tuberkulose, rezidivierende Pneumonie, Cryptococcose, Cryptosporidiose, CMV-Retinitis, HIV-Enzephalopathie, HIV *wasting syndrome*, Non-Hodgkin Lymphom der B-Zell-Reihe, Kaposi-Sarkom.

Die **CD4-Zahl** ist eingeteilt in drei Kategorien und gibt damit relativ grob Anhalt für den immunologischen Zustand des Patienten. Da Absolutzahlen verwendet werden, ist als Hinweis die Berechnungsformel für die CD4-Zellen von Interesse:

Leukozyten x %Lymphozyten/100 x %CD4/100

Beispiel: Eine Patientin mit 8000 Leukozyten/µl hat im Differenzialblutbild 25 % Lymphozyten. Die Absolutzahl der Lymphozyten beträgt 2000/µl. In der CD4-Bestimmung ergibt sich ein Prozentsatz von 15 %. Die Absolutzahl der CD4 Zellen beträgt also 300/µl (Stadium "2"). Eine andere Patientin habe bei gleicher Leukozytenzahl einen Lymphozytenanteil von 32 %, d.h. Lymphozyten absolut von 2560/µl. Ihre CD4-Zellen betragen 12 %. Daraus errechnet sich eine Absolutzahl von 307/µl.

Diese 307/μl entsprechen einem schlechteren Immunstatus als die 300/μl der ersten Patientin. Nach den Regeln für die Prophylaxe der Pneumozystose (bei CD4 < 200/μ oder <14 %) muss die zweite Patientin bereits eine Prophylaxe erhalten, während das bei Patientin 1 noch nicht erforderlich ist. Bei der Bewertung der CD4-Zahl kommt es also auf den Prozentwert und den Absolutwert an.

Da 1993 die **Viruslastbestimmung** noch nicht möglich war, ist dieser Parameter nicht Bestandteil der CDC-Klassifikation. Da die Prognose entscheidend von der Viruslast beeinflusst ist, sollte sie bei der Analyse des CDC-Stadiums mit ins Kalkül gezogen werden.

1.2.7. Bildgebung

Die bildgebende Diagnostik beschränkt sich in der Routine auf die Verwendung von Verfahren, die ohne Röntgenstrahlung arbeiten. Für die Basisuntersuchung ist eine abdominelle Sonographie vorgesehen: Hier kann das Vorliegen einer Hepatosplenomegalie oder einer Harnstauungsniere oder abdomineller Lymphknotenvergrößerungen gut erkannt werden. Auch wenn diese Veränderungen nicht vorliegen, kann eine Ausgangsuntersuchung mit Normalbefunden von hoher Wichtigkeit sein, wenn sich in der Folge infektiöse Komplikationen entwickeln sollten. Das Beispiel einer Harnstauungsniere in der Schwangerschaft ist auf Abb. 1.3 veranschaulicht.

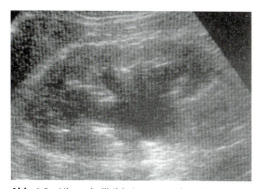

Abb. 1.3: Ultraschallbild eines typischen Harnstaus.

Eine Splenomegalie gehört im frühen Stadium der HIV-Infektion zum normalen Spektrum der immunologischen Veränderungen. Bei Patienten mit weniger als 200 CD4-Helferlymphozyten bedeutet aber eine Splenomegalie oder Hepatosplenomegalie bis zum Beweis des Gegenteils das Vorliegen eines akuten oder latenten opportunistischen Geschehens (Mykobakteriose, Lymphom). Abb. 1.4 zeigt eine massive Splenomegalie bei einer Patientin mit atypischer Mykobakteriose (MAI-Infektion).

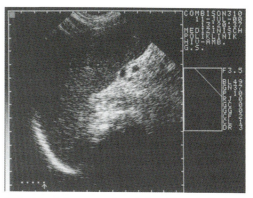

Abb. 1.4: Splenomegalie: mit dem Ultraschall schnell zu diagnostizieren.

Liegt bereits ein Röntgen-Thorax aus der Zeit vor der Schwangerschaft vor, so sollen die Bilder für den Bedarfsfall verfügbar sein und möglichst schon vorab besorgt werden. Bei den meisten HIV-infizierten Schwangeren wird nach den heutigen Empfehlungen eine operative Entbindung angestrebt. Selbst wenn eine peridurale Anästhesie normalerweise adäquat ist, können Situationen auftreten, in welchen der Anästhesist sich zur Intubation entscheiden muss. Auch hierfür ist das Vorliegen einer Thoraxuntersuchung als Ausgangsbasis hilfreich.

> Bei klinischem Verdacht: Röntgenbild unerlässlich.

Immer wieder treten bei HIV-infizierten Schwangeren Situationen auf, in welchen trotz der Schwangerschaft auf ein Röntgenbild nicht verzichtet werden kann. Auch in den Richtlinien für Infektionsbetreuung in der Schwangerschaft wird die Durchführung radiologischer Bildgebung nach Abwägung von Nutzen und Risiko ausdrücklich erlaubt. Die Unterlassung einer Röntgenuntersuchung würde dazu führen, dass eine schwere behandlungbedürftige Infektion nicht rechtzeitig oder adäquat erkannt wird. Insbesondere bei Pneumonieverdacht muss neben der klinischen Untersuchung und der Blutgasuntersuchung ein

Röntgen-Thorax angefertigt werden. Abb. 1.5 zeigt das Beispiel einer Schwangeren in der 32. Woche, bei der die Durchführung einer Röntgenuntersuchung zur Diagnose einer schweren Pneumonie beitrug. Die CDC-Guidelines zum Management von opportunistischen Infektionen bei HIV Infektion (2005) weisen explizit auf die mögliche Notwendigkeit von radiologischen Untersuchungen hin. Die Strahlenbelastung liegt bei den meisten Untersuchungen mit maximal 5 Rad. Unterhalb dieser Strahlendosis gilt das fetale Risiko nicht als erhöht. Im Tiermodell wird Teratogenese ab Strahlendosen zwischen 100 und 200 Rad beobachtet. Beim Menschen sind die befürchtete Folgen von Strahlenbelastung in der Schwangerschaft eine Entwicklungsverzögerung, eine Mikrozephalie und eine Wachstumsverzögerung. Die Phase mit der höchsten Vulnerabilität ist die Zeit zwischen der 8. und 15. Gestationswoche (CDC). Die angenommene Schwelle für die mentale Entwicklungsverzögerung wird bei 20 bis 40 Rad angenommen. Die Kenntnis dieser Dosisangaben kann helfen, eine klinisch notwendige Röntgenuntersuchung nicht zu unterlassen.

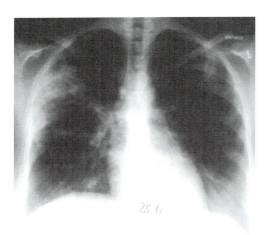

Abb. 1.5: Röntgen-Thorax einer HIV-infizierten Schwangeren in der 32 SSW: Husten mit Auswurf und Dyspnoe ergaben die Indikation zur Untersuchung. Es ergab sich ein Infiltrat im rechten Oberlappen mit Raffung des rechten Hilus. Trotz des hochgradigen Verdachts konnten Tuberkelbakterien nicht gesichert werden. Unter antibiotischer Kombinationstherapie kam es zu einer kompletten Rückbildung der Verschattung.

Eine weitere wichtige Indikation für eine Röntgenuntersuchung kann das akute Abdomen darstellen. Hier ist neben der Ultraschalluntersuchung der Ausschluss freier Luft oder das Vorliegen von Spiegeln bei Ileus erforderlich. Lebensbedrohliche Erkrankungen wie Appendizitis oder Cholezystitis können bei Schwangeren mit HIV-Infektion atypisch blande verlaufen. Erhöhte Vorsicht und im Zweifelsfall der Mut zu einer Röntgenuntersuchung können hier lebensrettend für Mutter und Kind sein.

1.2.8. Elektrokardiogramm

Wie bei jedem Patienten mit HIV-Infektion gehört auch bei der HIV-infizierten Schwangeren die Anfertigung eines EKGs als Ausgangsbasis zum Untersuchungsprogramm. Selten kann die HIV-Infektion selbst (HIV-Kardiomyopathie), die antiretrovirale Medikation (mitochondriale dilatative Kardiomyopathie nach Nukleosidtherapie) oder auch eine opportunistische Infektion zu Erkrankungen des Herzens führen. Zu den letztgenannten gehören die Toxoplasmose, die atypische Mykobakteriose und die CMV-Krankheit.

1.2.9. Verlaufsuntersuchungen

Im unkomplizierten Fall genügen zweimonatliche Kontakte beim mitbetreuenden Internisten/Infektiologen (weniger als der monatliche Rhythmus beim betreuenden HIV-Gynäkologen). Die Zwischenanamnese, die Vitalparameter und die HIV-typischen Routineparameter (Tab. 1.3) werden dabei jedes Mal erhoben. Nur im Bedarfsfall, bei spezieller Symptomatik ist eine gezielte zusätzliche Diagnostik erforderlich.

1.2.10. Thromboseneigung

Im Zusammenhang mit der HIV- Infektion wurde auch immer wieder auf die erhöhte Thromboseneigung in Folge der HIV-Infektion hingewiesen. Im Zusammenhang mit der Schwangerschaft rechtfertigt dieser Zusammenhang ein hohes Maß an klinischer Aufmerksamkeit und im Zweifelsfall eine früh einsetzende apparative Diagnostik sowie Labordiagnostik (D-Dimer). Allerdings kann eine niedrige bis moderate Erhöhung der D-Dimere auch durch die Schwangerschaft selbst ausgelöst werden. Von Saif und Kollegen wurde einer retrospektive Untersuchung an 131 Patienten veröffentlicht, die einen Beleg für die Problematik darstellt und gleichzeitig das klinische *outcome* berücksichtigt. Besonders bei Patienten mit weniger als 200 CD4 Zellen war die Inzidenz von Thrombosen erhöht. Vom selben Autor erschien auch ein Übersichtsartikel zu dieser Thematik.

Da ein Antiphospholipid-Syndrom bei HIV vermehrt im Vergleich zu gesunden Kontrollen angtroffen wird, lohnt sich die Bestimmung von PTT und Antiphospholipid-Antikörpern.

Literatur

1. Guidelines for the performance of CD4+ T-cell determinations in persons with human immunodeficiency virus infection. MMWR Morb Mortal Wkly Rep 1992; 41(RR-8):1-17.

2. 1993 sexually transmitted diseases treatment guidelines. Centers for Disease Control and Prevention. MMWR Morb Mortal Wkly Rep 1993; 42(RR-14):1-102.

3. Technical guidance on HIV counseling. Center for Disease Control and Prevention. MMWR Morb Mortal Wkly Rep 1993; 42(RR-2):11-17.

4. From the Centers for Disease Control and Prevention. 1993 revised classification system for HIV infection and expanded surveillance case definition for AIDS among adolescents and adults. JAMA 1993; 269(6):729-730.

5. 1999 USPHS/IDSA guidelines for the prevention of opportunistic infections in persons infected with human immunodeficiency virus: part I. Prevention of exposure. Am Fam Physician 2000; 61(1): 163-174.

6. Buchholz B, Grubert T, Marcus U, Beichert M, Gingelmaier A, Brockmeyer NH: German-Austrian recommendations for HIV-therapy in pregnancy: update May 2003. Eur J Med Res. 2004;9(6):287-303.

7. Carpenter CC, Cooper DA, Fischl MA, Gatell JM, Gazzard BG, Hammer SM et al. Antiretroviral therapy in adults: updated recommendations of the International AIDS Society-USA Panel. JAMA 2000; 283(3):381-390.

8. Gea-Banacloche JC, Clifford LH. Immune reconstitution in HIV infection. AIDS 1999; 13 Suppl A:S25-S38.

9. Kaplan JE, Parham DL, Soto TL, van Dyck K, Greaves JA, Rauch K et al. Adherence to guidelines for antiretroviral therapy and for preventing opportunistic infections in HIV-infected adults and adolescents in Ryan White-funded facilities in the United States. J Acquir Immune Defic Syndr 1999; 21(3):228-235.

10. Klaus BD, Grodesky MJ. Prophylaxis of HIV-associated opportunistic infections: 1997 recommendations [news]. Nurse Pract 1997; 22(12):69-73,76,79.

11. Lindegren ML, Byers-RH J, Thomas P, Davis SF, Caldwell B, Rogers M et al. Trends in perinatal transmission of HIV/AIDS in the United States [see comments]. JAMA 1999; 282(6):531-538.

12. McCarthy M. CDC recommends wider prenatal HIV screening [news]. Lancet 1995; 346(8968):172.

12a. Jamieson DJ, Clark J, Kourtis AP et al. Recommendations for human immunodeficiency virus screening, prophylaxis, and treatment for pregnant women in the United States. Am J Obstet Gynecol 2007; 197(3 Suppl):S26-S32

13. Zenilman JM. Update of the CDC STD treatment guidelines: changes and policy [editorial]. Sex Transm Infect 1998; 74(2):89-92.

14. Narani N, Epstein JB. Classifications of oral lesions in HIV infection. J Clin Periodontol 2001; 28(2):137-145.

15. Becker K, Erckenbrecht JF. Präoperative Risikoabschätzung und perioperatives Management HIV-infizierter Patienten. Med Klin 2001; 96(1):26-31.

16. Qaqish RB, Fisher E, Rublein J, Wohl DA. HIV-associated lipodystrophy syndrome. Pharmacotherapy 2000; 20(1):13-22.

17. Radcliffe KW. Introduction. European STD guidelines. Int J STD AIDS 2001; 12 Suppl 3:2-3.

18. Lyall EG, Blott M, de Ruiter A, Hawkins D, Mercy D, Mitchla Z et al. Guidelines for the management of HIV infection in pregnant women and the prevention of mother-to-child transmission. HIV Med 2001; 2(4):314-334.

19. Guidelines for the use of antiretroviral agents in HIV-infected adults and adolescents. February 5, 2001. HIV Clin Trials 2001; 2(3):227-306.

20. Divine BT, Greby SM, Hunt KV, Kamb ML, Steketee RW, Warner L et al. Revised guidelines for HIV counseling, testing, and referral. Morb Mortal Wkly Rep 2001; 50(RR-19):1-57.

21. Schmid H, Mühlbayer D, Röling J et al. Macroenzyme creatine kinase (CK) type 2 in HIV-infected patients is significantly associated with TDF and consists of ubiquitous mitochondrial CK. Antivir Ther 2006; 11(8):1071-1080.

22. Saif MW, Bona R, Greenberg B. AIDS and thrombosis: retrospective study of 131 HIV-infected patients. AIDS Patient Care STDS 2001; 15(6):311-320.

22a. Jansen JM, Lijfering WM, Sprenger HG, van der MJ, van Pampus MG. Venous thromboembolism in HIV-positive women during puerperium: a case series. Blood Coagul Fibrinolysis 2008; 19(1):95-97.

23. Hauer B, Loddenkemper R, Detjen A et al. [Interferon-gamma assays - description and assessment of a new tool in the diagnosis of tuberculosis]. Pneumologie 2006; 60(1):29-44.

1.3. Interkurrente Infektionen während der Schwangerschaft

1.3.1. Einleitung

Die HIV-Infektion ist durch den resultierenden Immundefekt und opportunistische Sekundärinfektionen gekennzeichnet. Nicht nur in der Schwangerschaft wird deshalb besonderes Augenmerk auf interkurrente Infektionen gelegt. Jede Infektion kann nicht nur den Fortgang der Schwangerschaft und die Gesundheit des ungeborenen Kindes beeinflussen, sondern auch ungünstige Auswirkungen auf die Virusreplikation und damit die Prognose der Mutter haben.

1.3.2. HIV-typische Infektionen

Das Syndrom AIDS wurde ursprünglich an schweren Infektionen mit Erregern erkannt, die der zellulären Immunantwort bedürfen. In den vielen Jahren der HIV-Epidemie hat die klinische Erfahrung gezeigt, dass auch in früheren Stadien der HIV-Krankheit bereits eine erhöhte Infektanfälligkeit besteht. Überdies werden nach aktiven Schutzimpfungen geringere Antikörpertiter und niedrigere Ansprechraten erzielt.

Auch "banale" Infekte können mit mindestens derselben Frequenz auftreten wie bei nicht HIV-Infizierten. In der Schwangerschaft gibt ja auch eine "einfache" Pharyngitis Beweggrund zur Sorge und genauesten Abklärung.

Ist das Stadium der HIV-infizierten Schwangeren bekannt (☞ Kap. 1.2.), dann kann im Fall eines Infektionssyndroms nach Gruppen unterteilt entweder an AIDS-definierende, an HIV-typische oder an nicht HIV-typische Infektionen gedacht werden. In Tab. 1.5 sind häufige Infektionen ohne Anspruch auf Vollständigkeit wiedergeben und mit einer entsprechenden Kategorie markiert.

1.3.3. Prophylaxe von opportunistischen Infektionen bei Schwangeren

Für die Prophylaxe opportunistischer Infektionen gilt grundsätzlich die gleiche immunologische Grenze wie bei nicht schwangeren HIV-Patienten: unterhalb von 200 CD4-Lymphozyten/µl ist eine erhöhte Inzidenz von schweren Infektionen mit opportunistischen Erregern bekannt. Daraus leitet sich die Prophylaxe-Indikation ab. Umgekehrt ist die Frage nach Beendigung einer Prophylaxe nach Einsetzen der immunologischen Normalisierung ebenfalls von der Marke 200 CD4-Zellen abhängig. Generell sollte dieser Wert für mindestens drei Monate überschritten werden, um eine Prophylaxe wieder zu beenden. Bei Patienten, die eine inkomplette Immunrekonstitution trotz Unterdrückung der Viruslast zeigen, kann nach einer neuen Arbeit von D'Egidio und Kollegen auf der Basis des virologischen Erfolgs auf eine Fortsetzung der Prophylaxe verzichtet werden (13a).

■ Pneumocystis jiroveci Pneumonie (PcP)

Die Nomenklatur dieses Erregers wurde angepasst, da sich P. carinii (Meerschweinchen) und P. jiroveci (Mensch) unterscheiden.

Standardprophylaxe der ersten Wahl ist Cotrimoxazol (CDC), z.B. 3 Forte-Tabletten pro Woche (Montag, Mittwoch, Freitag). Bei Cotrim-Unverträglichkeit (Allergie, Blutbild) ist das Ausweichen auf eine Inhalations-Prophylaxe mit Pentamidin nicht unproblematisch. Über Pentamidin ist bekannt, dass es bei Ratten embryotxisch, aber nicht teratogenetisch wirkt. Zwar ist die Anwendung per Inhalationem als topische Maßnahme zu betrachten. Dennoch ist die Resorption von Spuren des inhalierten Pentamidins möglich. Auch für Atovaquone sind nicht ausreichend Daten vorhanden, um es generell empfehlen zu können. Trimethrexat sollte nicht verwendet werden, weil hierfür Fetopathien beim Menschen bekannt sind.

■ Cerebrale Toxoplasmose

Für seronegative Patientinnen ist eine Expositionsprophylaxe sinnvoll: Vermeiden von unzureichend gegartem Fleisch und von Katzen. Für Patientinnen mit bereits stattgehabter Erregeraufnahme (serologisch positiv) ist die Reaktivierung der Toxoplasmose im Sinn einer Enzephalitis bei CD4-Werten unter Fünfzig bis Einhundert am wahrscheinlichsten. Eine medikamentöse Primärprophylaxe wird jedoch wegen der geringen Inzidenz nicht generell empfohlen. Die Seropositivität muss an den betreuenden Kinderarzt nach der Geburt kommuniziert werden, damit im Fall einer vertikalen Transmission der Toxoplasmose an diese Differentialdiagnose gedacht wird. Für Patientinnen mit Zustand nach cerebraler Toxoplasmose gelten die üblichen Regeln der Erhaltungstherapie bzw. Rezidivprophylaxe auch in der Schwangerschaft.

1.3. Interkurrente Infektionen während der Schwangerschaft

Leitsymptome	Diagnostik	häufige HIV-typische Diagnosen	Behandlungsprinzip und Problematik bei Schwangerschaft
Pilzerkrankungen			
Juckreiz, Ekzem, schuppende Haut	klinischer Blick, Mikroskopie	Tinea	lokales Antimykotikum
fader Geschmack im Mund, Zungenbrennen	klinischer Blick, ggf. Mundspülwasser mikrobiologisch untersuchen	Mundsoor	zuerst Lokaltherapie mit Nystatin oder AmphoB, falls nicht wirksam: Fluconazol^C oder Itraconazol^C systemisch
retrosternale Schluckbeschwerden	Endoskopie, Bürstenabstrich, Biopsie	Candida-Ösophagitis	Fluconazol^C oder Itraconazol^C systemisch
Fieber, Kopfschmerz, Nachtschweiß, Somnolenz	Liquorpunktion mit Tuschepräparat, Antigennachweis im Serum	Kryptokokkose	systemisch mit Ampho B^B
Trias von hohem Fieber, trockenem Husten und Atemnot	Röntgen-Thorax, LDH im Serum, Blutgase, Bronchiallavage	Pneumocystis jiroveci-Pneumonie	Cotrimoxazol^C
Bakterielle Erkrankungen			
Husten, Fieber, Atemnot, Schmerz beim Atmen	Auskultation, Röntgen, Sputum bakteriologisch	bakterielle Pneumonie rezidivierend	Amoxicillin, Makrolidantibiotikum^B
Fieber, Nachtschweiß, Lk-Schwellungen	Sputum, Röntgen-Thorax	Tuberkulose	übliche Tuberkulostatika^{B-C} kein Streptomycin!
Fieber, Nachtschweiß, abdominelle Schmerzen, Gewichtsabnahme	Blutkulturen aus Heparinblut, Probebiopsie (Lymphknoten, KM, Leber)	atypische Mykobakteriose	3er Kombination: Ethambutol^{KD} Clarithromycin^C oder Azithromycin^B Rifabutin^B
hohes Fieber	Blutkultur	Salmonellensepsis	Cotrimoxazol^C
Protozoen-Erkrankungen			
Fieber, Kopfschmerz, fokale neurologische Zeichen, Anfälle	kraniale Computertomographie	cerebrale Toxoplasmose	Kombination aus Pyrimethamin^C Sulfadiazin^C Folinsäure
wässrige Durchfälle	Stuhl Mikroskopie	Cryptosporidiose	symptomatisch
Diarrhoe	Stuhl Mikroskopie	Amöbiasis	Metronidazol^B, nicht im ersten Trimenon
Diarrhoe	Stuhl Mikroskopie	Lambliasis	Metronidazol^B, nicht im ersten Trimenon

Virale Erkrankungen			
gruppierte Bläschen Lippe oder perioral	klinischer Blick	Herpes simplex	Lokaltherapie, nur bei Ulceration oder schwerem Verlauf systemisch mit Aciclovir[C]
gruppierte Bläschen im Genitalbereich	klinischer Blick	Herpes genitalis	Lokaltherapie, nur bei Ulceration oder schwerem Verlauf systemisch mit Aciclovir[C]
Schmerz gürtelförmig gruppierte Bläschen entlang eines Dermatoms	klinischer Blick, im Zweifelsfall Erregernachweis aus Läsion mit PCR	Zoster	Aciclovir i.v. [C]
Visusveränderung Gesichtsfeld-Verschlechterung	Fundoskopie durch spezialisierten Augenarzt	CMV-Retinitis	Ganciclovir i.v.[C]

Tab. 1.5: Typische Symptome, Diagnostik, Diagnose und Behandlungsprinzip bei HIV-typischen Infektionen. Besonderes Augenmerk wurde auf Informationen zu den verwendeten antimikrobiellen Substanzen gelegt:
[B] in Studien am Menschen kein Risiko bei Anwendung in der Schwangerschaft oder im Tierversuch keine Schäden, jedoch am Menschen keine ausreichenden Untersuchungen,
[C] in Tierversuchen wurde Toxizität in der Schwangerschaft gefunden, an Menschen keine systematischen Daten, die eine absolute Kontraindikation begründen; Nutzen kann im Einzelfall das Risiko überwiegen,
[D] Nachweis der Gefährlichkeit bei Anwendung in der Schwangerschaft am Menschen erbracht; Nutzen kann jedoch im Einzelfall das Risiko überwiegen, [KD] keine Daten.

■ Tuberkulose

Nach Exposition oder bei typischen Symptomen sind diagnostische Maßnahmen wie üblich erforderlich. Eine medikamentöse Prophylaxe ist nicht generell empfohlen. Allerdings ist in der Situation eines positiven Hauttests oder bei Konversion des Hauttests von zahlreichen Experten und Guidelines eine INH-Prophylaxe vorgeschlagen worden. Da die Tuberkulose für Schwangere und Kind von erheblicher Gefahr sein können, ist eine rechtzeitige Prophylaxe und im Erkrankungsfall eine rechtzeitige Therapie von hoher Wichtigkeit (13b,c).

■ Atypische Mycobakteriose

Bei Patientinnen mit < 50 CD4 Zellen kann eine Prophylaxe in Erwägung gezogen werden. Eine generelle Empfehlung hierfür ist in Mitteleuropa nicht erhältlich.

Weitere Empfehlungen zur Sekundärprophylaxe und Behandlung von seltenen opportunistischen Infektionen sind zu finden in den Original-Empfehlungen der CDC (14).

1.3.4. Weitere Infektionen

Bei den nicht für HIV typischen Infektionen ist die klinisch-infektiologische Diagnostik und Therapie im Grundsatz vorzunehmen wie bei nicht HIV-infizierten Schwangeren. Bei "banalen" Infekten, die auf respiratorische Virusinfektionen zurückgehen, ist allenfalls eine symptomatische Therapie geboten bzw. erlaubt. Für die - gegebenenfalls antimikrobielle - Therapie ist hier auch wieder auf die mögliche fruchtschädigende Auswirkung zu achten (Tab. 1.6).

Eine Übersicht über die wichtigsten Infektionssyndrome gibt Tab. 1.7, gegliedert nach Diagnose und Therapievorschlag.

1.3. Interkurrente Infektionen während der Schwangerschaft

Abacavir	C	Isoniazid	C	Foscarnet	C	Valacyclovir	B
Acyclovir	B	Itraconazol	C	Fosfomycin	B	Valganciclovir	C
Adefovir	C	Ivermectin	C	Ganciclovir	C	Vancomycin	C
Albendazol	C	Ketoconazol	C	Gentamicin	D	Voriconazol	D
Amantadin	C	Lamivudin	C	Imipenem	C	Zalcitabin	C
Amikacin	D	Levofloxacin	C	Indinavir	C	Zanamivir	B
Aminoglycoside allgemein	D	Linezolid	C	Interferon	C	Zidovudin	C
Amphotericin B	B	Lopinavir	C				
Amprenavir	C	Mebendazol	C				
Atazanavir	B	Mefloquin	C				
Atovaquone	C	Meropenem	B				
Azithromycin	B	Metronidazol	B				
Capreomycin	C	Moxifloxacin	C				
Caspofungin	C	Nelfinavir	B				
Cephalosporine	B	Nevirapin	B				
Chinin	X	Nitrofurantoin	B				
Chloramphenicol	C	Ofloxacin	C				
Chloroquin	C	Oseltamivir	C				
Chloroquin	C	Penicilline	B				
Cidofovir	C	Pentamidin	C				
Ciprofloxacin	C	Praziquantel	B				
Clarithromycin	C	Praziquantel	B				
Clindamycin	B	Prothionamid	X				
Colistin	C	Pyrazinamid	C				
Cotrimoxazol	C	Pyrimethamin	C				
Dapsone	C	Quinidin	C				
Dapsone	C	Rifabutin	B				
Delavirdin	C	Rifampicin	C				
Didanosin	B	Ritonavir/Saquinavir	B				
Doxycyclin	D	Rivabirin	X				
Efavirenz	X	Saquinavir	B				
Enfuvirtide	B	Stavudin	C				
Ertapenem	B	Streptomycin	D				
Erythromycin	B	Tenofovir	B				
Ethambutol	B	Terbinafin	B				
Famciclovir	B	Tetracycline	D				
Fluconazol	C	Thalidomid	X				
Fluorchinolone	C	Tobramycin	D				

Tab. 1.6: Antiinfektiva und deren Eignung während der Schwangerschaft (nach den Kriterien der Food and Drug Administration FDA); Sortierung alphabetisch nach Generika:

A: Es existieren Studien am Menschen: kein Risiko (Anmerkung: diese Kategorie kommt bei Antiinfektiva nicht vor und ist hier nur der Vollständigkeit halber aufgeführt).

B: Im Tierversuch keine Schäden, jedoch am Menschen keine ausreichenden Untersuchungen; oder: im Tierversuch Schäden beobachtet, in Studien am Menschen aber kein Risiko bei Anwendung in der Schwangerschaft bekannt geworden.

C: In Tierversuchen wurde Toxizität in der Schwangerschaft gefunden, an Menschen keine systematischen Daten, die eine absolute Kontraindikation begründen; Nutzen kann im Einzelfall das Risiko überwiegen.

D: Nachweis der Gefährlichkeit bei Anwendung in der Schwangerschaft am Menschen erbracht; Nutzen kann jedoch im Einzelfall das Risiko überwiegen.

X: Fötale Schäden beim Menschen bekannt; Risiko höher als der potenzielle Nutzen. KD: Es liegen keine Daten vor.

Infektion	Häufigste Erreger	Therapievorschlag
obere respiratorische Infekte	meist viral	symptomatisch, nur bei Verdacht auf Superinfektion oder Allgemeinsymptomen Antibiotikum verwenden
eitrige Bronchitis	bakteriell	abhängig vom Immunstatus; bei Allgemeinsymptomen engmaschige Überwachung; Pneumoniegefahr; ggf. Betalaktam-Antibiotikum[B]
ambulant erworbene Pneumonie	2/3 bakteriell typische Erreger; 1/3 atypische Erreger wie z.B. Mykoplasmen, Chlamydien	z.B. Amoxicillin[B] oder Cefuroxim[B] z.B. Azithromycin[B] z.B. Kombination aus Betalaktam-Antibiotikum und Makrolid
Gastroenteritis	viral pathogene E. coli Salmonellen	symptomatisch, bei schwerem Verlauf ggf. antibiotisch (cave Fluorchinolone wg. Knorpelschäden beim Kind) z.B: Amoxicillin[B] oder Cotrimoxazol[C]
Appendizitis	gramnegative Darmkeime	Operation
Harnwegsinfekte	E. coli	z.B: Amoxicillin[B] oder Cotrimoxazol[C]
Haut- und Weichteilinfektionen	S. aureus Streptococcus pyogenes	Oxacillin[B] lokale Inzision/ Wundpflege

Tab. 1.7: Interkurrente nicht HIV-typische Infektionen während der Schwangerschaft; Legende der hochgestellten Buchstaben s. Tab. 1.6.

Literatur

1. Brockmeyer N. German-Austrian Guidelines for HIV-therapy during pregnancy-status: May/June 1998 - common statement of the Deutsche AIDS-Gesellschaft (DAIG) and the Osterreichische AIDS-Gesellschaft (OAG). Eur J Med Res 1999; 4(1):35-42.

2. Grubman S, Simonds RJ. Preventing Pneumocystis carinii pneumonia in human immunodeficiency virus-infected children: new guidelines for prophylaxis. CDC, US Public Health Service, and the Infectious Disease Society of America. Pediatr Infect Dis J 1996; 15(2):165-168.

3. Kaplan JE, Parham DL, Soto TL, van Dyck K, Greaves JA, Rauch K et al. Adherence to guidelines for antiretroviral therapy and for preventing opportunistic infections in HIV-infected adults and adolescents in Ryan White-funded facilities in the United States. J Acquir Immune Defic Syndr 1999; 21(3):228-235.

4. Zenilman JM. Update of the CDC STD treatment guidelines: changes and policy [editorial]. Sex Transm Infect 1998; 74(2):89-92.

5. Bartlett JG, Anderson JR. Updated guidelines for managing HIV in pregnancy from the USPHS Task Force. HIV Clin Trials 2001; 2(4):336-338.

6. Guidelines for the use of antiretroviral agents in HIV-infected adults and adolescents. February 5, 2001. HIV Clin Trials 2001; 2(3):227-306.

7. Lyall EG, Blott M, de Ruiter A, Hawkins D, Mercy D, Mitchla Z et al. Guidelines for the management of HIV infection in pregnant women and the prevention of mother-to-child transmission. HIV Med 2001; 2(4):314-334.

8. Bartlett JG. New guidelines for the use of antiretroviral agents in HIV-infected adults and adolescents. Hopkins HIV Rep 2001; 13(2):1, 15.

9. Divine BT, Greby SM, Hunt KV, Kamb ML, Steketee RW, Warner L et al. Revised guidelines for HIV counseling, testing, and referral. Morb Mortal Wkly Rep 2001; 50(RR-19):1-57.

10. Piscitelli SC, Gallicano KD. Interactions among drugs for HIV and opportunistic infections. N Engl J Med 2001; 344(13):984-996.

11. Saif MW, Greenberg B. HIV and thrombosis: a review. AIDS Patient Care STDS 2001; 15(1):15-24.

12. 1999 USPHS/IDSA guidelines for the prevention of opportunistic infections in persons infected with HIV: part I. Prevention of exposure. Am Fam Physician 2000; 61(1):163-174.

13. Kaplan JE, Masur H, Holmes KK. Guidelines for preventing opportunistic infections among HIV-infected persons - 2002. Recommendations of the U.S. Public Health Service and the Infectious Diseases Society of America. MMWR Recomm Rep 2002; 51(RR-8):1-52.

13a. D'Egidio GE, Kravcik S, Cooper CL, Cameron DW, Fergusson DA, Angel JB. Pneumocystis jiroveci pneumonia prophylaxis is not required with a CD4+ T-cell count < 200 cells/microl when viral replication is suppressed. AIDS 2007; 21(13):1711-1715.

13b. Laibl VR, Sheffield JS. Tuberculosis in pregnancy. Clin Perinatol 2005; 32(3):739-747.

13c. Mofenson LM, Laughon BE. Human immunodeficiency virus, mycobacterium tuberculosis, and pregnancy: a deadly combination. Clin Infect Dis 2007; 45(2):250-253.

14. Benson CA, Kaplan JE, Masur H, Pau A, Holmes KK : Treating Opportunistic Infections among HIV-Infected Adults and Adolescents: Recommendations from CDC, the National Institutes of Health, and the HIV Medicine AssociationIInfectiousa Diseases Society of America. Clin Inf Dis 2005;40:S131-S235.

1.4. Schwangerenbetreuung bei HIV-Infektion

Entsprechend den gültigen Mutterschaftsrichtlinien sollen in Deutschland **jeder** Schwangeren nach entsprechender Aufklärung und Beratung ein HIV-Test angeboten werden sollte, falls erforderlich unter Einbeziehung eines Dolmetscherdienstes und kultureller Mediation, für welche die Schwangere ggf. an eine entsprechende Beratungseinrichtung weiterverwiesen werden soll. Gemäß den bestehenden Test-Empfehlungen ist die Durchführung des HIV-Testes an die ausdrückliche Zustimmung der werdenden Mutter gebunden und besteht in der routinemäßigen Anwendung von Such- und Bestätigungstest (ELISA und Western Blot). Auch wenn der betreuende Frauenarzt die Beratung selbst durchführt, sollten der Schwangeren Adressen und Telefonnummern weiterer Beratungsangebote zur Verfügung gestellt werden. Im Rahmen der Beratung sind u.a. auch die persönlichen und medizinischen Konsequenzen eines eventuell positiven Testergebnisses für die Frau zu erörtern. Nach der Diagnose "Schwangerschaft bei HIV-Infektion" sollte umgehend der Kontakt zu einem interdisziplinären Zentrum mit HIV-Schwerpunkt hergestellt werden. Bei positivem Testergebnis sollte darüber hinaus ein Pädiater zur Beratung über Transmissionsrisiko, Kontrolluntersuchungen und Verlauf der HIV-Infektion beim Kind hinzugezogen werden.

In den Zentren mit HIV-Schwerpunkt konnte bei bekannter HIV-1-Infektion der Schwangeren durch eine interdisziplinäre Betreuung (s.o.) das materno-fetale HIV-1-Transmissionsrisiko unter optimalen Bedingungen auf derzeit unter 2 % gesenkt werden (1,2). In der BRD entbinden pro Jahr ca. 250 HIV-1-positive Schwangere mit vor Geburt bekannter HIV-Infektion vorwiegend in darauf spezialisierten Zentren mit guter Kooperation zwischen HIV-1-Behandler der Mutter, Gynäkologe und Kinderarzt. Obwohl rein rechnerisch in der BRD nur 2-5 Kinder pro Jahr HIV-infiziert sein dürften, werden bedauerlicherweise pro Jahr 20-30 in der BRD geborene Kinder HIV-1-positiv diagnostiziert.

Ursächlich hierfür sind hauptsächlich der nicht erfolgte HIV-Test in der Schwangerschaft (trotz der Empfehlung zur Testung aller Schwangeren in den Mutterschaftsrichtlinien werden nur ca. 50 % tatsächlich auf HIV getestet!!!) und bei bekanntem HIV-Status der Mutter insuffiziente Therapie- bzw. Prophylaxeschemata von Mutter und Neugeborenem (3). Verweigerung der HIV-Testung, eine nach HIV-Testung in der Schwangerschaft erworbene HIV-1-Infektion, Komplikationen im Verlauf der Schwangerschaft sowie Resistenzentwicklungen gegen die antiretrovirale Therapie spielen als Ursache kindlicher HIV-1-Infektionen nur eine untergeordnete Rolle.

Wir weisen daher ausdrücklich darauf hin, dass der HIV-Test als Teil der Schwangerenvorsorge entsprechend "budgetneutral" ist. Er sollte auf keinen Fall als IGEL-Leistung angeboten werden, wodurch die Kosten von der Schwangeren zu tragen wären.

Häufig erfolgt die Vorstellung der Schwangeren in einem Zentrum mit HIV-Schwerpunkt erst im fortgeschrittenen Gestationsalter.

Primär ist auch bei der HIV-positiven Schwangeren die übliche Schwangerschaftsvorsorge entsprechend den aktuell gültigen Mutterschaftsrichtlinien durch den niedergelassenen Frauenarzt empfohlen. Hier sollte die Patientin auch weiterhin betreut werden. Die Bindung an die vertraute und gewohnte Umgebung darf nicht aufgehoben werden. Allerdings verweigern auch heute noch Kolleginnen und Kollegen nach der Diagnose HIV, die übliche Routinevorsorge durchzuführen. Bei der Diagnosestellung sollte umgehend der Kontakt zu einem interdisziplinären Zentrum mit HIV-Schwerpunkt hergestellt werden und von nun an die Schwangere in einer engen Kooperation mit dem niedergelassenen Frauenarzt betreut werden. Hierbei können durch eine geschickte Terminplanung engmaschige Kontrollen gewährleistet werden. Die Vorstellung in einem Zentrum sollte mindestens einmal je Trimenon erfolgen. In Abhängigkeit von den bestehenden Risiken und den ärztlichen Betreuungsmöglichkeiten am Heimatort gestaltet sich die weitere Terminplanung für den weiteren Schwangerschaftsverlauf.

Spätestens in den Zentren sollte jeder HIV-positiven Schwangeren eine **psychosoziale Betreuung und die Kontaktaufnahme zu Frauengruppen der AIDS-Selbsthilfeorganisationen** angeboten werden. Die Erstdiagnose HIV in der Schwangerschaft stellt für die betroffene Frau eine akute Krisensituation dar.

Der Erfahrungsaustausch mit anderen HIV-positiven Müttern hat sich in unserer Ambulanz in der Vergangenheit sehr bewährt. Oftmals erhalten die Frauen hier erstmals die Gelegenheit, sich mit anderen Personen auszutauschen. Nicht selten verweigert der Partner, sich mit der Thematik auseinanderzusetzen, weitere Bezugspersonen fehlen oder sind nicht eingebunden, so dass die Frauen häufig völlig isoliert sind. Ein erstes anonymes Gespräch an einem neutralen Ort wird nach unseren Erfahrungen sehr begrüßt.

In den Zentren erfolgt eine ausführliche Aufklärung der Patientin, die sich an der jeweils aktuellen wissenschaftlichen Datenlage und den aktuellen Leitlinien (4) orientieren muss. Die Aufklärung beinhaltet Informationen über das bestehende **materno-fetale Transmissionsrisiko**, die aktuellen Therapiemöglichkeiten zur **Reduktion der HIV-Mutter-Kind-Übertragungsrate**, die bestehenden **Restrisiken**, die möglichen **Kurz- bzw. Langzeitwirkungen** einer antiretroviralen Therapie auf das Kind *in utero* sowie über die Notwendigkeit der **postpartalen Prophylaxe** beim Kind und des **Stillverzichtes** (5-7/ ☞ Kap. 1.1., 1.2., 1.5.). Diese Aufklärung ist bei dem sich rasch entwickelnden Wissensstand zur HIV-Thematik am ehesten in den Zentren in einer adäquaten und jeweils aktuellen Form gewährleistet.

Bei Migrantinnen (insbesondere aus Afrika, Asien, aber auch Osteuropa) ist bei Bedarf ein **Dolmetscherdienst** hinzuzuziehen, da oft sowohl sprachliche als auch kulturelle Barrieren überwunden werden müssen. Nur die adäquate Aufklärung kann die Schwangere in ihrer Entscheidungsfindung unterstützen. Die Beratung sollte auch Aspekte des Verlaufs einer möglichen kindlichen HIV-Infektion sowie der möglichen Progredienz der Erkrankung der Frau oder des Vaters berücksichtigen. Das Ziel sollte sein, die Frau bzw. das Paar zu einer eigenständigen Entscheidungsfindung bezüglich der Fortsetzung der Schwangerschaft zu führen. Im Rahmen unserer interdisziplinären Sprechstunde erfolgt das Aufklärungsgespräch gemeinsam mit dem mit der Thematik vertrauten Kinderarzt.

> Die *Compliance* ist Grundvoraussetzung, das bestehende Restrisiko einer Mutter-Kind-Übertragung so gering wie möglich zu halten. Bedeutend sind hierbei die regelmäßigen Medikamenteneinnahme, die Einhaltung der Vorsorgetermine sowie ein adäquates Verhalten in Risikosituationen wie beispielsweise vorzeitige Wehentätigkeit oder ein Blasensprung. *Compliance* ist jedoch direkt abhängig von der Qualität der Aufklärung durch den betreuenden Arzt.

Hervorzuheben ist die besondere Situation von drogengebrauchenden Frauen. Sie kann durch Illegalität, Beschaffungsdruck, Verschuldung und weitere Abhängigkeitsverhältnisse erschwert sein.

1.4.1. Therapie

In Absprache zwischen dem betreuenden HIV-Behandler, dem Frauenarzt, dem Geburtshelfer und dem Kinderarzt sollte gemeinsam mit der Patientin eine an das individuelle Risiko adaptierte antiretrovirale Therapie bzw. Prophylaxe entsprechend den aktuellen Deutsch-Österreichischen Richtlinien zur Therapie in der Schwangerschaft (4) festgelegt werden (☞ Kap. 1.5.). Nach Rücksprache mit dem HIV-Behandler müssen in diesem Therapieplan auch laufende Therapien oder Prophylaxen opportunistischer Infektionen berücksichtigt werden. Bei jeglicher antiretroviraler Therapie, insbesondere bei einer nach wie vor in den Empfehlungen enthaltenen AZT-Monotherapie für jene Frauen, die primär nicht therapiebedürftig sind und gleichzeitig einen unauffälligen Schwangerschaftsverlauf aufweisen, ist zur Erfassung von (Primär-) Resistenzen konsequenterweise eine **Resistenzbestimmung** vor Therapiebeginn zu fordern.

Therapieänderungen im Rahmen einer Schwangerschaft oder ein Therapiebeginn sollten nur nach Absprache mit einem mit der antiretroviralen Therapie vertrauten Arzt/Zentrum erfolgen. In der Hand des Unerfahrenen wird die moderne antiretrovirale Therapie rasch zu einem gefährlichen Terrain mit katastrophalen Folgen für Mutter und Kind.

Die Schwangere sollte über mögliche Nebenwirkungen der antiretroviralen Therapie und deren Symptomatik aufgeklärt und ermuntert werden, verdächtige Beschwerden unverzüglich ihrem HIV-Behandler mitzuteilen (8-10). Des Weiteren sollte sie aufgefordert werden, vor der Einnahme anderer verschreibungspflichtiger und nichtverschreibungspflichtiger Medikamente in der Schwangerschaft wegen potentieller Wechselwirkungen mit der antiretroviralen Therapie (z.B. Benzodiazepine) ihren HIV-Behandler zu konsultieren.

Insbesondere Opiat-substituierte Frauen oder Frauen mit Abusus anderer Drogen müssen ausführlich und verständlich über wechselseitige Interaktionen zwischen Drogen und antiretroviraler Therapie/Prophylaxe informiert werden, da bei unkontrolliertem Einsatz ein Entzug eintreten kann, der durch Beeinträchtigung der Adhärenz ein Versagen der antiretroviralen Therapie nach sich ziehen kann.

1.4.2. Monitoring

Bei therapieresistentem Schwangerschaftserbrechen müssen, um eine Resistenzbildung zu vermeiden, alle antiretroviralen Medikamente gleichzeitig abgesetzt (NNRTI ggf. zeitversetzt einige Tage früher) und bei Besserung der Symptomatik gleichzeitig wieder angesetzt werden.

Therapiebegleitend ist ein **monatliches** Monitoring des Blutbildes empfehlenswert. Blutbildveränderungen sind insbesondere wegen möglicher Zidovudin-assoziierter Anämien und wegen möglicher Thrombozytopenien von Bedeutung. Fallen die Hb-Werte bei der Schwangeren auf unter 10 mg/dl, ist in enger Abstimmung mit dem HIV-Behandler zu entscheiden, ob ein Abwarten bei engmaschiger Kontrolle möglich ist oder ob ein Umsetzen der Therapie erfolgen muss.

Zur Erkennung eines Schwangerschaftsdiabetes ist zwischen SSW 23+0 und SSW 27+7 ein oraler Glukosetoleranztest zu empfehlen, vor allem, wenn die Schwangere mit Protease-Inhibitoren behandelt wird (Diabetes mellitus unter Protease-Inhibitor-Therapie etwa dreimal häufiger) (11).

Die Bestimmung des Laktatspiegels, der Leberwerte, Amylase, Lipase und LDH sollten zu Beginn der Schwangerschaft, nach Ansetzen einer Therapie oder Prophylaxe, bei verdächtiger Klinik (Hinweise auf Laktatazidose wie Übelkeit, starkes Erbrechen, Bauchschmerzen, Müdigkeit, erhöhte Leberwerte), und vor allem im 3. Trimenon wegen der erhöhten Gefahr einer Laktatazidose in der Schwangerschaft erfolgen. In Zentren, in denen Erfahrungen mit der Durchführung und Bewertung von Laktatspiegelbestimmungen vorhanden sind, sollte dieser im Hinblick auf die mögliche Entwicklung einer Laktatazidose unter Therapie mit Nukleosidanaloga regelmäßig kontrolliert werden (☞ Tab. 1.8).

Die immunologischen und virologischen Parameter (Lymphozytensubpopulationen, HIV-Viruslast) sollten mindestens alle zwei Monate kontrolliert werden. Die letzte Bestimmung der Viruslast vor Geburt sollte so terminiert werden (2-4 Wochen vor Geburt), dass das Ergebnis spätestens zur Geburt vorliegt, so dass bei erhöhter Viruslast noch mit einer erweiterten antiretroviralen Prophylaxe des Kindes reagiert werden kann.

1.4.3. Frühgeburtlichkeit, vorzeitige Wehen

Bei der HIV-positiven Schwangeren erhöhen die Frühgeburtlichkeit, vorzeitige Wehen, ein (vorzeitiger) Blasensprung oder die Infektion der Eihäute das Transmissionsrisiko von der Mutter auf das Kind deutlich. Minkoff et al. konnten eine 50 %ige Erhöhung der Transmissionsrate nach einem über vier Stunden bestehenden vorzeitigen Blasensprung aufzeigen (12).

Grundsätzlich steht die Minderung/Beseitigung der bei HIV-infizierten Schwangeren häufig gleichzeitig vorliegenden sozialmedizinischen Risiken und äußeren Stressfaktoren, die neben lokalen vaginalen Koinfektionen eine erhöhte Morbidität durch vorzeitige Wehen erwarten lassen, im Vordergrund der Schwangerschaftsvorsorge. Eindringlich ist in den Aufklärungsgesprächen auf die

Diagnostische Maßnahme	Zeitpunkt/Häufigkeit	Begründung
HIV-Such- und ggf. HIV-Bestätigungstest	bei unbekanntem HIV-Status (routinemäßig im 1. Trimenon); bei negativem Erstebefund und fortbestehendem Infektionsrisiko Testwiederholung zu Beginn des 3. Trimenons	Voraussetzung für Durchführung transmissionsverhindernder Maßnahmen
CD4-Zellzahl + Viruslast	Mindestens alle zwei Monate	Verlaufskontrolle der HIV-Infektion; ART-Beginn oder -Wechsel bei Therapieversagen, Kontrolle der Wirksamkeit der (HA)ART zur Vermeidung einer hohen HI-Viruslast zum Geburtstermin
HIV-Resistenztest	1. möglichst früh vor Prophylaxebeginn 2. bei virologischem Therapieversagen während einer ART 3. bei nachweisbarer Viruslast gegen Ende einer HIV-Prophylaxe 4. 4-6 Wochen nach Einsatz einer präpartalen NVP-Kurzprophylaxe	1. Ausschluss einer primären ZDV-Resistenz 2. Entsprechend allgemeinen Therapieempfehlungen zur Optimierung eines Therapiewechsels 3. Dokumentation einer eventuellen Resistenzinduktion mit Folgen für die zukünftige Therapie 4. Dokumentation einer eventuellen Resistenzinduktion
Blutbild mit Hb-Wert	monatlich	Erkennung von Anämien, Thrombopenien insbesondere bei Einsatz von ZDV
Oraler Glukoseoleranztest	Zwischen SSW 23+0 und 27+06	Erkennung eines Gestationsdiabetes, insbesondere bei Einsatz von Protease-Inhibitoren
Laktatspiegel + Leberwerte + γGT + LDH + Amylase + Lipase	1. zu Beginn der Schwangerschaft 2. nach Beginn Therapie/Prophylaxe 3. bei Klinik 4. monatlich im dritten Trimenon	empfohlen zur Erkennung einer Laktatazidose (gehäuftes Auftreten im 3. Trimenon), Diskussion erhöhter Laktat- und anderer Werte mit Zentren mit Erfahrung in der Durchführung und Bewertung von Laktatspiegelbestimmungen
pH-Bestimmung im Vaginalsekret		Erkennung und rechtzeitige Behandlung lokaler Koinfektionen, die das HIV-Transmissionsrisiko erhöhen können
Nativpräparat		
Mikrobiologische Kultur		
STD-Diagnostik: Chlamydien, Gonorrhoe, Trichomonaden, Syphilis		
Hepatitisserologie		
Toxoplasmose-*Screening*	zu Beginn der Schwangerschaft sowie im 2. und 3. Trimenon	Zur Diagnose einer Neuinfektion oder Toxoplasmosereaktivierung
Kolpskopie, zytologische Kontrollen auf vulväre, vaginale und zervikale Dysplasien, HPV-Testung	Zu Beginn der Schwangerschaft Kolposkopie und zytol. Untersuchung sowie HPV-Testung; bei Auffälligkeiten kolposkopische Kontrollen und ggf. histol. Klärung (Biopsie)	erhöhtes Dysplasierisiko bei HIV-Infektion
Messung der Nackentransparenz	SSW 10+6 - SSW 13+6	Abschätzung des Aneuploidierisikos
Sonographie, mindestens DEGUM-Stufe 2	SSW 19+6 - SSW 22+6	Fehlbildungsausschluss

Tab. 1.8: (Zusätzliche) Diagnostische Maßnahmen während einer HIV-Schwangerschaft.

Bedeutung der körperlichen Schonung der Mutter hinzuweisen. Gegebenenfalls ist eine Vorverlegung des Mutterschutzes großzügig zu handhaben. Frauengruppen der örtlichen AIDS-Hilfegruppen und Sozialdienste sollten, falls erforderlich, unterstützend einbezogen werden.

Längst ist bekannt, dass lokale Ko-Infektionen, wie beispielsweise eine Chlamydieninfektion, eine Trichomoniasis, die genitale Candidose, eine bakterielle Vaginose, β-hämolysierende -Streptokokken u.a.m., mit einer Frühgeburtlichkeit und damit einer erhöhten HIV-Transmissionsrate korrelieren (13,14).

> Ein entscheidender Stellenwert kommt der konsequenten Diagnostik und Therapie genitaler Ko-Infektionen zu.

Im einzelnen sind folgende Untersuchungen obligat:
- eine pH-Bestimmung im Vaginalsekret
- die Anlage eines Nativpräparates und einer mikrobiologischen Kultur
- eine ausführliche Diagnostik sexuell übertragbarer Erkrankungen
- STD-Diagnostik,
- ein Toxoplasmosescreening zu Beginn der Schwangerschaft mit Wiederholungsuntersuchungen im 2. und 3.Trimenon zum Ausschluss einer Reaktivierung bzw. Neuinfektion am Ende der Schwangerschaft
- eine vollständige Hepatitisserologie

Ein positiver Befund sollte auch ohne Symptome großzügig therapiert werden. Der Therapieerfolg ist zu kontrollieren.

Begleitend erfolgt eine Toxoplasmose- und Zytomegalie-Virus-Diagnostik. Harnwegsinfekte sollten z.B. mittels Uricult-Untersuchung ausgeschlossen werden. Die Befunde sind dem in die interdisziplinäre Betreuung einbezogenen Pädiater zu übermitteln.

Ab der 25. Schwangerschaftswoche besteht bei der HIV-infizierten Schwangeren bei vorzeitiger Wehentätigkeit eine großzügige Indikation zur Tokolyse, einer Lungenreifung und gegebenenfalls einer antibiotischen Therapie. Bei nicht hemmbarer Wehentätigkeit sollte nach abgeschlossener Lungenreifung durch Sectio, bzw. bei fortgeschrittener Muttermunderöffnung spontan, entbunden werden. Eine Cerclage ist bei der HIV-infizierten Schwangeren aufgrund der Gefahr einer chronischen Zervizitis mit erhöhtem HIV-Transmissionsrisiko kontraindiziert. Äußerste Zurückhaltung ist bezüglich einer Einlage eines Pessars nach Arabin geboten.

Bei einem vorzeitigen Blasensprung in der Frühschwangerschaft steht die sofortige Sectio caesarea unter Inkaufnahme aller Frühgeburtlichkeitsrisiken gegenüber einem zurückhaltenden Vorgehen mit sehr wahrscheinlichem HIV-Transmissionsrisiko zur Diskussion. Hier muss in jedem Einzelfall nach ausführlicher Beratung in Abhängigkeit von der Dauer des Blasensprungs, den Begleitumständen und der aktuellen Datenlage mit der Mutter/dem Elternpaar und einem Zentrum das weitere Prozedere festgelegt werden.

Zu Bedenken ist, dass in mehreren großen europäischen Studien eine erhöhte Frühgeburtlichkeit bei Schwangeren unter einer antiretroviralen Kombinationstherapie dokumentiert wurde (15, 32). Auf der anderen Seite gibt es zwei große amerikanische Auswertungen (16,17), die keine erhöhte Frühgeburtlichkeit unter HAART feststellen konnten. Ein besonderes Augenmerk ist angesichts dieser widersprüchlichen Studienergebnisse auf Frauen mit einer antiretroviralen Kombinationstherapie oder anderen möglichen Risikofaktoren für eine Frühgeburtlichkeit im letzten Trimenon zu richten, um eine Frühgeburt oder eine notfallmäßige Entbindung unter evtl. ungünstigen Voraussetzungen zu vermeiden. Das kann neben einer engmaschigen Kontrolle z.B. auch eine frühzeitige Hospitalisierung in einem Zentrum beinhalten.

1.4.4. Zytologie/Kolposkopie

> Über 30 % der HIV-infizierten Frauen zeigen vulväre, vaginale, zervikale und perianale Dysplasien, die durch die HIV-induzierte Immunsuppression und HPV-Koinfektion schneller als sonst zu einem Karzinom progredieren können.

Daher sollte zu Beginn der Schwangerschaft zusätzlich zu einer Zytologie der Cervix zur Absicherung des Befundes eine Untersuchung auf HPV High-risk-Typen-DNA und eine kolposkopische Untersuchung durchgeführt werden. Ist der HPV-Befund unauffällig, kann die nächste Kontrolluntersuchung auf einen Zeitpunkt nach der Entbindung terminiert werden. Auffälligkeiten müssen jedoch kolposkopisch kontrolliert und gegebenenfalls histologisch (bioptisch) abgeklärt werden. Hierbei gilt es, wie bei der nicht-schwangeren HIV-infizierten Frau, neben der Vulva, Vagina und Zervix auch die Perianalregion zu inspizieren. Unklar ist, ob eine Schwangerschaft ein zusätzlicher Faktor für eine akute Progredienz einer Dysplasie/Neoplasie bei der HIV-infizierten Frau darstellt. Einzelfallberichte zeigen eine schnelle Progression zu einem Zervixkarzinom. Auffällige, der Kolposkopie zugängliche Befunde sind durch sechswöchige **zytologische** Kontrollen, ergänzt durch eine **Kolposkopie**, auch im Rahmen der Schwangerschaft dringend zu kontrollieren. Ist der Befund für die Kolposkopie nicht zugänglich (endozervikaler Sitz), ist ggf. auch in der Schwangerschaft eine Konisation durchzuführen.

Mögliche Voroperationen, wie beispielsweise eine Messerkonisation, können je nach Ausdehnung das Frühgeburtlichkeitsrisiko deutlich erhöhen. Gute Ergebnisse konnten wir in den zurückliegenden Jahren mit der aus unserer Sicht wesentlich schonenderen **Lasertherapie unter kolposkopischer Sicht** erzielen.

1.4.5. Sonographie

Eine Ultraschalluntersuchung sollte bei allen Vorsorgeterminen durchgeführt werden. Die engmaschige Überwachung eines regelrechten fetalen Wachstums ist sowohl bei bestehender HIV-Infektion als auch unter einer antiretroviralen Therapie in der Schwangerschaft obligat. Vaginalsonographische Untersuchungen geben Aufschluss über die Zervixlänge sowie den inneren Muttermund und lassen im Verlauf eine sich anbahnende Zervixinsuffizienz erkennen. Zervixlängen unter 3 cm deuten auf eine vorzeitige Wehentätigkeit hin. Eine trichterförmige Erweiterung des inneren Muttermundes beweist eine abgelaufene vorzeitige Wehentätigkeit.

Bei allen HIV-infizierten Schwangeren wird zwischen Schwangerschaftswoche 10+6 und 13+6 die Messung der Nackentransparenz zur individuellen Abwägung des Aneuploidierisikos sowie in der Schwangerschaftswoche 19+6 - 22+6 ein sonographischer Fehlbildungsausschluss (mindestens DEGUM-Stufe 2) empfohlen.

Von einer **Amniozentese** ist wegen der Kontaminationsgefahr des Fruchtwassers mit HI-Viren abzuraten. Eine invasive pränatale Diagnostik sollte wegen der Kontaminationsgefahr des Fruchtwassers nur bei strengster Indikationsstellung und nach Möglichkeit unter Berücksichtigung der Viruslast und nur unter einer antiretroviralen Therapie/Prophylaxe durchgeführt werden (33, 34).

Eine Amniozentese unter HAART (3-fach Kombinationstherapie) durchzuführen, ist ein rein theoretischer Ansatz, für den es keinerlei aussagekräftige Daten aus Untersuchungen gibt. Die heutige hochwertige Fehlbildungssonographie lässt jedoch nur ein geringes Restrisiko offen. Es ist zu beachten, dass unter einer Therapie mit Proteaseinhibitoren der gerne zur Abschätzung des Fehlbildungsrisikos durchgeführte Triple-Test **nicht** aussagekräftig ist.

Liegt bei einer geplanten Amniozentese kein HIV-Test der Schwangeren vor, sollte dieser unverzüglich jeder Schwangeren erneut angeboten und nach Einwilligung durchgeführt werden.

1.4.6. Entbindung

Bei der Wahl der Entbindungsklinik kommt der Passus B2/5 der Mutterschaftsrichtlinien zum Tragen. Danach soll der betreuende Arzt die Schwangere bei der Wahl der Entbindungsklinik unter dem Gesichtspunkt beraten, dass die Klinik über die nötigen personellen und apparativen Möglichkeiten zur Betreuung von Risikogeburten und/oder Risikokindern verfügt.

Eine deutliche Reduktion der vertikalen Transmissionsrate durch eine primäre Kaiserschnittentbindung ist erwiesen. Es kann von einer Reduktion der vertikalen Transmissionsrate allein durch die primäre Kaiserschnittentbindung auf 8,4 % gegenüber einem Transmissionsrisiko bei der vaginalen Entbindung von 16,8 % ausgegangen werden (18). Die Kaiserschnittentbindung am wehenfreien Uterus sollte deshalb üblicherweise Bestandteil jedes HIV-Transmissions-Prophylaxe-Regimes sein. Vorläufige und bisher noch nicht publizierte Untersuchungen ergaben bei sehr niedriger (VL < 1000 Kopien/ml) bzw. unterhalb der Nachweisgrenze liegender Plasmaviruslast bei der Schwangeren und komplikationslosem Geburtsverlauf keinen messbaren zusätzlichen protektiven Effekt der Kaiserschnittentbindung (19). Falls sich diese

Befunde bestätigen sollten, wäre die Schwangere bei der Aufklärung über den optimalen Entbindungsmodus entsprechend zu informieren, wobei jedoch auch darauf hingewiesen werden sollte, dass durch eine Kaiserschnittentbindung eventuell auftretende Risiken durch Geburtskomplikationen (Geburtsrisiken: Beckenendlage, Zwillingsschwangerschaft, Geburtshindernisse, rez. vaginale Infektionen; mögliche Geburtskomplikationen: prolongierter Blasensprung, Blutungen, Geburtsstillstand) und/oder eine niedrige/lokale Virusbelastung beim Geburtstermin vermindert werden (20-26). Eine gegenüber HIV-negativen Schwangeren erhöhte Komplikationsrate bei der Kaiserschnittentbindung ist nach bisherigen Erfahrungen nicht zu erwarten (27-30).

Die präoperative/intraoperative i.v. Zidovudintherapie der Mutter in einer Dosierung von 1 mg/kg nach einer Ladedosis von 2mg/kg über 1h bis zur Kindsentwicklung ist Bestandteil der Prophylaxe-Maßnahmen.

Die primäre zügige und möglichst blutarme Sectio am wehenlosen Uterus bei Schwangerschaftswoche 37+0 bis 37+6 mittels Uterotomie unter einer i.v. Gabe von Zidovudin ist durch ein erfahrenes Team durchzuführen. Nach eigenen Untersuchungen kann die intensive interdisziplinäre Schwangerschaftsvorsorge (☞ oben) die postoperative Komplikationsrate drastisch senken. Nach Möglichkeit führen wir alle Eingriffe in Peridural- bzw. Spinal-Anästhesie durch, zur Vermeidung pulmonaler Komplikationen bei einer Intubationsnarkose. Eine prophylaktische Antibiose ist in unserem Kollektiv nicht erforderlich gewesen.

Die Bevorratung eines HIV-Postexpositionsprophylaxe Notfall-Set und das Wissen um die Indikation für und das Vorgehen bei einer HIV-Postexpositionsprophylaxe nach beruflicher HIV-Exposition (z.B. Nadelstichverletzung des Operateurs) ist in Kliniken, die HIV-infizierte Patienten betreuen, zwingend.

1.4.7. Pädiater

Oftmals unterschätzt wird die **Versorgung und Prophylaxe des Neugeborenen** durch einen mit der Therapie und ihren möglichen Nebenwirkungen vertrauten Pädiater. Auch bei einer intensiven interdisziplinären Schwangerschaftsvorsorge ist das Kind gefährdet, wenn die Therapie des Kindes im Sinne einer risikoadaptierten Postexpositionsprophylaxe nicht rechtzeitig begonnen wird. Diese Therapie gehört in die Hand eines mit der antiretroviralen Therapie und ihren möglichen Nebenwirkungen vertrauten Pädiaters und ist innerhalb der ersten Stunden *post partum*, zu beginnen. Nancy Wade et al. zeigten einen deutlich reduzierten Benefit der antiretroviralen Therapie der Kinder im Sinne einer Postexpositionsprophylaxe, wenn die Therapie nach mehr als 48 Stunden postpartal begonnen wurde (3).

Der in die interdisziplinäre Betreuung einbezogene Pädiater sollte ausführlichst über den Schwangerschaftsverlauf, die antiretrovirale Therapie der Mutter, deren Monitoring und ggf. auffällige Befunde unterrichtet sein.

1.4.8. Follow-up

Die nach wie vor dürftige Datenlage zu möglichen Kurz- bzw. Langzeitwirkungen einer antiretroviralen Therapie auf das Kind *in utero* erfordern die **Erfassung der *in utero* antiretroviralen Substanzen exponierten Kinder** und ihre kontinuierliche Nachbetreuung (☞ Kap. 2.2.). Ausdrücklich wird darauf hingewiesen, dass wegen der intrauterinen und postnatalen Exposition des Kindes gegenüber antiretroviralen Substanzen mit bisher unbekannten Langzeitfolgen eine Nachsorge der Kinder unabdingbar ist, um langfristige Schäden erfassen zu können.

Da hinsichtlich des Einsatzes neuer Medikamente und Medikamentenkombinationen in der Schwangerschaft und bei Neugeborenen oftmals nur wenige oder gar keine Erfahrungen und Informationen vorliegen, werden alle betreuenden Ärzte dringend aufgerufen, neue und unerwartete Beobachtungen und Erfahrungen mitzuteilen und auf jeden Fall an das "Antiretroviral Pregnancy Registry" (APR), das größte Register über Erfahrungen mit antiretroviralen Substanzen in der Schwangerschaft zu melden:

> Tel-Nr.: +1-910-256-0238
> Fax: +1-910-256-0637 oder +44 1895 825 005
> Website: www.APRegistry.com

Dies gilt auch für das *follow-up* der Mütter. Somit ist eine Datenbank zu fordern, die mit der Diagnose einer Schwangerschaft beginnt und ein *follow-up* von Mutter und Kind garantiert.

Die 1999 in Mannheim gegründete Arbeitsgruppe HIV in Gynäkologie und Geburtshilfe sieht hier einen ihrer Arbeitsschwerpunkte.

> Eine intensive interdisziplinäre HIV-Schwangerschaftsvorsorge ist ein Baustein auf dem Weg zu einem gesunden Kind. Zwei Prozent Übertragungsrate scheinen derzeit in Deutschland das Ergebnis einer optimalen interdisziplinären HIV-Schwangerschaftsvorsorge zu sein.

Das Risiko einer materno-fetalen HIV-Transmission ist nie völlig auszuschließen.

Es soll an dieser Stelle nicht unerwähnt bleiben, dass trotz intensiver Bemühungen jedes Jahr auch in Deutschland HIV-infizierte Kinder geboren werden.

Literatur

1. Gingelmaier A, Hollwitz B, Casteleyn S, Faul.Bubrbes C, Gröger S, Beichert M, Buchholz B, Weigel M, Funke AM, Grubert T, Friese K. Schwangerschaftsverlauf und kindliches Outcome bei 599 HIV-exponierten Schwangerschaften an deutschen Schwerpunktzentren 1999-2003. Geburtshilfe und Frauenheilkunde 2005, 65: 1058-1063

2. Mandelbrot L, Landreau-Mascaro A, Rekacewicz C, et al. Lamivudine-zidovudine combination for prevention of maternal-infant transmission of HIV-1. Jama 2001; 285:2083-93

3. Buchholz B, Dunsch D, Sollinger F et al.) HIV1-Infektion bei Kindern in Deutschland und Österreich: Häufigkeit und Ursachen der HIV1-Transmission. Eur J Med Res 2003; 8 Suppl. 1: 12

4. Buchholz B, Beichert M, Marcus U et al. German-Austrian recommendations for HIV-Therapy in pregnancy and in HIV-exposed newborn- Update 2005. Eur J Med Res 2006; 11: 359-376 - Aktuellste Internetversion unter:
Internet: http://www.awmf-online.de; Button: Leitlinien nach Fächern, dort unter Buchstabe A: AIDS anklicken

5. Coll O, Fiore S, Floridia M, et al.: Pregnancy and HIV infection: A european consensus on management. AIDS 2002; 16 (Suppl 2):S1-18

6. CDC Public Health Service Task Force: Recommendations for the Use of Antiretroviral Drugs in Pregnant Women Infected with HIV-1 for Maternal Health and for Reducing Perinatal HIV-1 Transmission in the United States. MMWR 1998; 47/ RR2

7. CDC: Report of the NIH Panel to Define Principles of Therapy of HIV Infection and Guidelines for the Use of Antiretroviral Agents in HIV-Infected Adults and Adolescents. MMWR 1998; 47/ RR-5

8. Lorenzi, et al.(Swiss HIV Cohort Study, the Swiss Collaborative HIV and Pregnancy Study, and the Swiss Neonatal HIV Study): Antiretroviral therapies in pregnancy: maternal, fetal and neonatal effects. AIDS 1998; 12 (18):F 241-7

9. Wimalasundera RC, Larbalestier N, Smith JH, et al.: Pre-eclampsia, antiretroviral therapy, and immune reconstitution. Lancet 2002, 360:1152-1154

10. Tuomala RE et al.: Antiretroviral therapy during pregnancy and the risk of an adverse outcome. N Engl J Med 2002; 346:1863-1870

11. Justman JE Benning L, Danoff A, Minkoff H, et al.: Protease inhibitor use and the incidence of diabetes mellitus in a large cohort of HIV-infected women. JAIDS 2003; 32: 298 302

12. Minkoff H, Burns DN, Landesman S, Youchah J, Goedert JJ, Nugent RP et al. The relationship of the duration of ruptured membranes to vertical transmission of human immunodeficiency virus. Am J Obstet Gynecol 1995; 173(2):585-589.

13. Wright TC Jr, Subbarao S, Ellerbrock TV, et al.: Human immunodeficiency virus 1 expression in the female genital tract in association with cervical inflammation and ulceration. Am J Obstet Gynecol. 2001; 184: 279-85

14. Mwanyumba F, Gaillard P, Inion I, et al.: Placental inflammation and perinatal transmission of HIV-1. JAIDS 2002; 29: 262-69

15. European Collaborative Study: Exposure to antiretroviral therapy in utero or early life : the health of uninfected children born to HIV-infected women. JAIDS 2003; 32 :380-387

16. Cooper ER, Charurat M, Mofenson L, et al.: Combination antiretroviral strategies for the treatment of pregnant HIV-1-infected women and prevention of perinatal HIV-1 transmission. JAIDS; 29: 484-494

17. Tuomala RE et al.: Antiretroviral therapy during pregnancy and the risk of an adverse outcome. N Engl J Med 2002; 346:1863-1870

18. Semprini AE: An international randomised trial of mode of delivery in HIV infected women. 12th World AIDS Conference Geneva, June 28-July 3 1998, Poster LB 23599

19. Shapiro D, Tuomala R, Samelson R, et al. Abstract 12953, 9th Conference on Retroviruses and Opportunistic Infections, Seattle 2002

20. Tuomala RE, O´Driscoll PT, Bremer JW, Jennings C, Xu C, et al.: Cell-associated genital tract virus and vertical transmission of human immunodeficiency virus type 1 in antiretroviral-experienced women. JID 2003; 187: 375-84

21. Gaillard P, Verhofstede C, Mwanyumba F, et al.: Exposure to HIV-1 during delivery and mother-to-child transmission. AIDS 2000; 14: 2341-2348

22. Ioannidis JPA, Abrams EJ, Ammann A, Bulterys M, Goedert JJ, Gray L, Korber BT, Mayaux MJ, Mofenson LM, Newell M-L, Shapiro DE, Teglas JP, Wilfert CM: Perinatal transmission of human immunodeficiency virus type 1 by pregnant women with RNA virus loads <1000 copies/ml. J Inf Dis 2001; 183: 539-45

23. Mandelbrot L, Burgard M, Teglas J-P, et al.: Frequent detection of HIV-1 in the gastric aspirates of neonates born to HIV-infected mothers. AIDS 1999; 13: 2143-2149

24. Debiaggi M, Zara F, Spinillo A, et al.: Viral excretion in cervicovaginal secretions of HIV-1-infected women receiving antiretroviral therapy. Eur J Microbiol Infect Dis 2001; 20: 91-96

25. Ellerbrock TV, Lennox JL, Clancy KA, et al.: Cellular replication of human immunodeficiency virus type 1 occurs in vaginal secretions. J Infect Dis 2001, 184: 28-36

26. Si-Mohamed A, Kazatchkine MD, Goujon C, et al.: Selection of drug-resistant variants in the female genital tract of human immunodeficiency virus type 1-infected women receiving antiretroviral therapy. J Infect Dis 2000, 182:112-122

27. Avidan MS, Groves P, Blott M, et al.: Low complication rate associated with cesarean section under spinal anesthesia for HIV-1-infected women on antiretroviral therapy. Anesthesiology 2002, 97: 320-324

28. Read J, Tuomala R, Kpamegan E, et al.: Mode of delivery and postpartum morbidity among HIV-infected women: the women and infants transmission study. JAIDS 2001; 26: 236-245

29. Rodriguez EJ, Spann C, Jamieson D, Lindsay M: Postoperative morbidity associated with cesarean delivery among human immunodeficiency virus-seropositive women. Am J Obstet Gynecol 2001, 184:1108-1111

30. Watts DH, Lambert JS, Stiehm ER et al.: Complications according to mode of delivery among human immunodeficiency virus-infected women with CD4 lymphocyte counts of < or = 500/microL. Am J Obstet Gynecol 2000, 183:100-107

31. Wade NA, Birkhead GS, Warren BL, Charbonneau TT, French PT, Wang L et al. Abbreviated regimens of zidovudine prophylaxis and perinatal transmission of the human immunodeficiency virus [see comments]. N Engl J Med 1998; 339(20):1409-1414

32. Thorne C, Patel D, Newell ML. Increased risk of adverse pregnancy outcomes in HIV-infected women treated with highly active antiretroviral therapy in Europe. AIDS 2004; 18(17):2337-9

33. Maiques V, Garcia-Tejedor A, Perales A et al : HIV detection in amniotic fluid samples. Amniocentesis can be performed in HIV pregnant women? Eur J Obstet Gynecol Reprod Biol 2003; 108(2):137-41

34. Davies G, Wilson RD, Desilets V et al. Society of Obstetricians and Gynaecologists of Canada: Amniocentesis and women with hepatitis B, hepatitis C, or human immunodeficiency virus. J Obstet Gynaecol Can 2003; 25(2):145-48, 149-52

1.5. Reduktion des Übertragungsrisikos: Geburtshilfliche Aspekte und antiretrovirale Prophylaxe

1.5.1. Die vertikale HIV-Transmission

Die erste Publikation über erworbene Immundefekte bei Kindern von drogenabhängigen Müttern und bei Müttern mit hoher Promiskuität erschien bereits 1983 (1). Seitdem sind Ansteckungszeitpunkt und Mechanismen der vertikalen Transmission von HIV von der Mutter auf ihr Kind Gegenstand der Forschung. Risikofaktoren für eine Übertragung sind bekannt, der eigentliche Ablauf ist jedoch noch nicht bis ins letzte Detail geklärt. Erfreulicherweise wurden mittlerweile Wege gefunden, um das Risiko der HIV-Übertragung wenn auch nicht auszuschließen, so doch erheblich zu minimieren.

1.5.1.1. Zeitpunkt und Mechanismus der HIV-Übertragung

Die Übertragung von HIV kann offenbar zu verschiedenen Zeitpunkten in der Schwangerschaft stattfinden. Es gibt Hinweise für die Möglichkeit einer *frühen* Transmission, d.h., dass es bereits bei der Befruchtung, bei der Nidation oder während der Frühschwangerschaft zu einer intrauterinen Infektion kommen kann (2): Sowohl im Gewebe von abortierten Embryonen des ersten Schwangerschaftstrimenons als auch in den plazentaeigenen Makrophagen, den Hofbauer-Zellen, konnte HIV nachgewiesen werden. Untersuchungen in größeren Kollektiven sprechen jedoch dafür, dass eine frühe intrauterine Infektion eher selten vorkommt (3). Eine ältere Untersuchung zeigt eine von der mütterlichen Viruslast unabhängige, vertikale Infektionsrate von 5 % an abortierten Feten der 17.-24. SSW (4). In vitro Experimente weisen darauf hin, dass die intrauterine Übertragung von HIV möglicherweise durch eine direkte Wechselwirkung von HIV-infizierten mütterlichen Zellen mit Trophoblastzellen zustande kommt, was zu einer Selektion von viralen Quasispezies führt (5). Eine Untersuchung der viralen Divergenz in konkordant intrauterin oder peripartal infizierten Zwillingspaaren wurde in Malawi durchgeführt. Es wurde gezeigt, dass auch identische Zwillinge nicht immer mit der gleichen HIV-Quasispezies infiziert waren (6). Dies weist darauf hin, dass bei den übertragenden Müttern mehrere HIV-Quasispezies zu einer vertikalen Transmission fähig sind.

Dass im Rahmen der vertikalen Transmission, abhängig vom Zeitpunkt der Übertragung, unterschiedlicher Selektionsdruck auf den mütterlichen HIV-Typ ausgeübt wird, zeigt auch eine Arbeit von Dickover und Mitarbeitern (7). Intrauterin und intrapartal infizierte Kinder unterschieden sich deutlich anhand des Musters der übertragenen mütterlichen HIV-Varianten.

Die meisten HIV-Übertragungen erfolgen wohl wenige Wochen vor, oder während der Geburt. Für diese *späte* Transmission sprechen die Daten aus der Beobachtung von virologischen, immunologischen und klinischen Verläufen bei HIV-infizierten Kindern (8-13). Diese These wird durch Studien unterstützt, die zeigen, dass die Transmissionsrate durch verschiedene geburtshilfliche Faktoren beeinflusst werden kann (☞ Kap. 1.5.1.3. - Risikofaktoren für die HIV-Transmission). Auch die früher beobachtete höhere Infektionsrate erstgeborener Zwillinge deutet auf eine späte intrauterine oder erst intrapartale Übertragung hin (14, 15). Man kann davon ausgehen, dass etwa zwei Drittel der vertikalen HIV-Infektionen peri- bzw. intrapartal erfolgen (16-18). Eine in Kenya durchgeführte Studie zeigte erstmals eine unabhängige Assoziation intrapartaler bzw. früher postpartaler HIV-Transmission mit dem Nachweis von HIV-RNA im Zervikal/Vaginalsekret der Mütter und dem Nachweis von HIV-DNA in oropharyngealen Abstrichen der Neugeborenen (19). Offenbar kann im Vaginalsekret noch immer eine signifikante HI-Viruslast vorhanden sein, auch wenn im mütterlichen Plasma die HIV-RNA durch entsprechende Therapie unter die Nachweisgrenze abfällt (20).

Besonders interessant sind in diesem Zusammenhang die Hinweise darauf, dass bei mehr als einem Drittel von in utero HIV-exponierten, aber nicht infizierten Kindern HIV-spezifische CD4-T-Zell Immunantworten gefunden werden (21). In einer aktuellen Untersuchung wurde demonstriert, dass selbst im Nabelschnurblut von Feten HIV-infizierter Mütter unter HAART Leukozyten mit transkriptionell aktiver, integrierter, proviraler DNA zirkulieren können (21a), ohne dass diese Kinder später HIV-infiziert sein müssen. Diese Ergebnisse sind vor allem im Hinblick auf die Entwicklung von möglichen HIV-Impfstoffen für Neugeborene von Bedeutung. Darüberhinaus finden sich im Fruchtwasser im Vergleich zu den Plasmaspiegeln erhöhte Spiegel von HIV-1-spezifischen IgG-Antikörpern, was möglicherweise eine natürliche Barriere für eine in utero-Infektion darstellt (22).

Durch die erfolgreiche Vermeidungsstrategie der peripartalen HIV-Transmissionen der letzten Jahre scheint der relative Anteil der Kinder zuzunehmen, die bereits frühzeitig, intrauterin infiziert wurden (23).

1.5.1.2. Transmissionsraten

Unabhängig vom Land und von der Art der Untersuchung wurden in der vor-HAART-Ära sehr unterschiedliche Transmissionsraten (15 bis 45 %) publiziert. Die Diskrepanz erklärt sich zum Teil durch die Tatsache, dass den Studien Kollektive mit unterschiedlichen Transmissionsrisiken zugrunde liegen, bzw. weil bestimmte potentielle Transmissionsfaktoren wie z.B. das Stillen nicht einheitlich berücksichtigt werden. In einer großen, prospektiven Studie bei europäischen Mutter-Kind-Paaren betrug die Transmissionsrate 16,2 % (24). Um einen Vergleich der verschiedenen Länder zu ermöglichen wurden die Statistiken und Datensammlungen standardisiert (25). Bei unbehandelten Mutter-Kind-Paaren lagen demnach die Transmissionsraten zwischen 15 und 20 % für Europa (26, 27), bei 20 bis 30 % in den USA (28-30), 25 bis 45 % in Afrika (31-33) und bei 19 bis 25 % in Asien (34, 35). Seit etwa zehn Jahren werden in Ländern, in denen HIV-positiven Schwangeren Interventionsmöglichkeiten, v.a. eine wie auch immer geartete antiretrovirale Therapie während der Schwangerschaft und/oder eine elektive Schnittentbindung zur Verfügung stehen, deutlich niedrigere Transmissionsraten erreicht. In den Industrienationen, in denen ein Maximum an Präventionsmöglichkeiten verfügbar ist, werden durchgängig Transmissionsraten zwischen 1 und 2 % in Bezug auf die Gesamtheit erzielt. Eine Nulltransmission ist derzeit offenbar, auch bei optimalen Bedingungen, nicht erreichbar. Die neuesten Daten hierzu stammen aus der französischen Perinatalkohorte, von der eine Gesamt-*Mother to child transmission* (MTCT)-Rate bei 5271 HIV-positiven Müttern von 1,3 % berichtet wird (35a). In der Untergruppe der Schwangeren innerhalb dieser Kohorte, bei denen die Viruslastabsenkung unter die Nachweisgrenze gesenkt werden konnte und die in Terminnähe entbunden wurden, lag die MTCT-Rate in den Jahren 1997-2004 sogar nur bei 0,4 %.

Transmissionsraten bei **unbehandelten** Mutter-Kind-Paaren:
- Europa   15-20 %
- USA   20-30 %
- Afrika   25-45 %
- Asien   19-25 %

1.5.1.3. Risikofaktoren für die HIV-Transmission

Um HIV-positive Schwangere besser bezüglich ihres Risikos der HIV-Übertragung auf ihr Kind beraten zu können, wurde nach Laborparametern gesucht, die eine Risikoeinschätzung ermöglichen. Auch die verschiedensten epidemiologischen, klinischen und geburtshilflichen Faktoren im Verlauf von Schwangerschaft und Geburt wurden auf ihre Bedeutung bzw. auf ihren Vorhersagewert für eine vertikale Transmission überprüft. Die im Laufe der letzten zehn Jahre zu diesem Thema veröffentlichten Studien lieferten uneinheitliche Ergebnisse. Immerhin lassen sich daraus zumindest einige, sowohl laborchemische, klinische als auch geburtshilfliche Einflussgrößen erkennen, die offensichtlich Einfluss auf die Wahrscheinlichkeit der Virusübertragung haben.

1.5.1.3.1. Laborparameter

Einheitlich wird eine hohe **HI-Viruskonzentration** im peripheren Blut von schwangeren Frauen als ein Risikofaktor angesehen. Diese kann sich etwa als hohe p24-Konzentration, genauer jedoch als eine große Anzahl von RNA-Kopien des Virus im Serum darstellen. Ebenfalls ein höheres Übertragungsrisiko haben Schwangere mit einer niedrigen **CD4-Zellzahl** und damit verknüpft mit einem fortgeschrittenen Krankheitsstadium (32, 36-39). Diese einzelnen Faktoren sind jedoch nicht unabhängig voneinander. So gehen fortgeschrittenes Krankheitsstadium, hoher p24-Antigentiter und niedrige CD4-Zellzahl meist mit einer hohen Viruslast einher. Die Definition eines Schwellenwerts an Virus-RNA-Kopien im Serum, unter dem sicher keine, bzw. oberhalb dessen mit großer Wahrscheinlichkeit eine Transmission erfolgt, gelang allerdings nicht (40-45).

Die Mittelwerte bzw. Medianwerte von RNA-Kopien der einzelnen Studien, unterhalb derer keine vertikale Transmission mehr stattfand, unterschieden sich exorbitant. Diese Diskrepanzen in den Mittelwerten/Medianen der angeführten Studien lassen sich nur zu einem gewissen Teil durch unterschiedliche Labormethodik (Probensammlung, Qualität tiefgefrorener Proben, Aufbewahrung, Art des Tests, Standards etc.) erklären. Darüber hinaus weisen Frauen mit gleicher Viruslast, abhängig von der Behandlung mit AZT, unterschiedliche Transmissionsraten auf (43), d.h. dass die durch AZT gesenkte Viruslast allein noch nicht die verminderte Transmissionsrate unter AZT-Behandlung hinreichend erklärt. Obwohl kein Schwellenwert gefunden werden konnte, unterhalb dessen keine vertikale Transmission stattfände, ist in allen Studien eine Risikozunahme bei steigenden Viruslastwerten nachweisbar. Unterhalb einer Viruslast < 1000 Kopien/ml tritt eine vertikale Übertragung bei behandelten Frauen jedoch nur selten auf (ca. 1 %) (46). Der Zusammenhang zwischen der Viruslast im Blut und der HIV-Transmissionsrate an 552 Patientinnen wurde in einer amerikanische Studie gezeigt (47). Die Daten dieser Arbeit zeigen eine mehr oder weniger lineare Beziehung zwischen diesen beiden Messgrößen auf. Allerdings scheint auch ein oberer Schwellenwert, oberhalb dessen alle Kinder infiziert sind, nicht zu existieren. Die Bestimmung der Viruslast ist ein wichtiger Marker, der statistisch mit der vertikalen Transmissionsrate korreliert, jedoch nicht den einzigen Faktor darstellt (48).

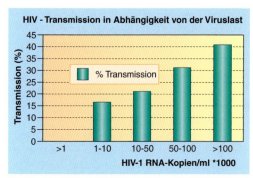

Abb. 1.6: Zunahme der Transmissionsrate in Abhängigkeit von Plasma-Viruslast der Schwangeren (nach Garcia et al. 1999).

Die Bestimmung der Viruslast hat neben der Prognoseeinschätzung für die vertikale Transmission auch eine herausragende Bedeutung für die Indikationsstellung einer antiretroviralen Therapie für eine HIV-positive Schwangere selbst.

In diesem Zusammenhang interessant sind aktuelle Daten über eine von der RNA-Viruslast unabhängige Assoziation der vertikalen Transmission mit der zellassoziierten HIV-1-**DNA**-Viruslast aus PBMC bei Frauen unter antiretroviraler Prophylaxe (48a).

Uneinheitlich wird die Bedeutung von **neutralisierenden Antikörpern gegen die HIV-Hüllproteine gp120 und gp41** gewertet. Während sich bei einigen Studien (49, 50) Hinweise für einen protektiven Effekt ergaben, konnte dies in anderen Studien so nicht bestätigt werden (51-53). Die Präsenz HIV-spezifischer Antikörper im Zervikalkanal zeigte ebenfalls keinen protektiven Effekt gegen die perinatale HIV-Transmission (54).

Risikofaktoren für die vertikale HIV-Transmission

Laborgrößen:

- Hohe HI-Viruskonzentration im peripheren Blut (gemessen als p24-Antigenämie bzw. hohe Viruslast)
- Verminderte CD4-Zellzahl (verknüpft mit fortgeschrittenem Krankheitsstadium)
- Abwesenheit von neutralisierenden Antikörpern gegen HIV-Hüllproteine?

Epidemiologische und klinische Größen:

- Vorhandensein anderer sexuell übertragbarer Erkrankungen
- Zervikale oder vaginale Ulzerationen
- Vitamin A-Mangel
- Multiple Sexualpartner der Mutter
- Rauchen während der Schwangerschaft
- HIV-Primärinfektion während der Schwangerschaft

Geburtshilfliche Parameter:

- Vorzeitiger Blasensprung > 4 h
- Frühgeburtlichkeit/niedriges Geburtsgewicht
- Chorioamnionitis
- Vorzeitige Wehentätigkeit
- Protrahierte vaginale Entbindung

Zum Einfluss des **HIV-Subtyps** sowie bestimmter **biologischer Eigenschaften des Virus** wie z.B. Synzytienbildung (SI; rapid-high Variante) und Nicht-Synzytienbildung (NSI; slow-low Variante) auf die vertikale Transmissionsrate gibt es widersprüchliche Ergebnisse (53, 55-59). In einer neuen Studie aus Tansania wurde eine höhere Übertragungsrate bei Schwangeren gefunden, die mit dem HIV-Subtyp C infiziert waren, im Vergleich zu mit Subtyp A oder D infizierten (60).

Eine erhöhte Konzentration eines schleimhauteigenen Proteins, des sekretorischen Leukozyten Protease Inhibitors, ist mit verminderten HIV-Transmissionsraten assoziiert (61). Das Vorhandensein von **entzündlichen plazentaren Läsionen** sowie das Ausmaß der **plazentaren Interferonproduktion** scheint keinen Einfluss auf die vertikale Transmission zu haben (62, 63). Andererseits scheint ein anderes plazentares Protein, der plazentare Leukämie-Inhibitionsfaktor (LIF), ein potenter Suppressor der HIV-Replikation zu sein. In

Plazenten vertikal infizierter Kinder zeigte sich eine deutlich schwächere Expression dieses Proteins als in denen nicht infizierter (64).

Der maternale genetische Polymorphismus in einem Gen, das für einen Chemokinrezeptor-Liganden codiert, scheint einen gewissen Einfluss auf die HIV-Übertragungsrate zu haben. So wurde gezeigt, dass Patientinnen mit einem **heterozygoten SDF1 Genotyp** (SDF1 3'A/wt) ein fast doppelt so hohes Risiko für die perinatale HIV-Übertragung auf ihr Kind haben (65).

1.5.1.3.2. Epidemiologische und klinische Parameter

Hier wurden Rauchen während der Schwangerschaft (66) und multiple Sexualpartner der Mutter (67) als mögliche Risikofaktoren diskutiert. Beides scheint eher von geringer klinischer Relevanz zu sein. Bedeutsamer, weil einer medizinischen Intervention zugänglich, sind Berichte über erhöhte vertikale Transmissionsraten beim Vorhandensein von Vitamin-A-Mangel (69) sowie anderer sexuell übertragbarer Erkrankungen (27, 68), insbesondere bei HSV-2-Koinfektionen. Auch das Vorhandensein von zervikalen oder vaginalen Ulzerationen, sowie puerperale Mastitis oder puerperale Mammaabszesse erhöhen das Risiko für die vertikale intra- bzw. peripartale Transmission (70).

1.5.1.3.3. Geburtshilfliche Parameter

Eine bestehende Vaginalbakteriose, Chorionamnionitis, vorzeitiger Blasensprung und Frühgeburtlichkeit gelten als Risikofaktoren für eine erhöhte Transmissionsrate (27, 30, 71-73). Diese verschiedenen mütterlichen und kindlichen Faktoren können sich jedoch auch gegenseitig beeinflussen oder bedingen (74).

Während in den älteren Arbeiten generell bei vorzeitigem Blasensprung ein erhöhtes Transmissionsrisiko beschrieben wurde, fanden Landesman et al. ein deutlich erhöhtes Risiko insbesondere bei länger als 4 Stunden zurückliegendem Blasensprung. Diese klinischen Parameter hängen auch von einer antiretroviralen Therapie während der Schwangerschaft ab (30). Unter AZT-behandelten Müttern war das Transmissionsrisiko durch cervicovaginale Infektionen, Frühgeburtlichkeit, länger als 4 Stunden zurückliegendem Blasensprung und Fieber während der Geburt nicht mehr signifikant erhöht (73). Dies untermauert die Hypothese, dass es durch Entzündungsmediatoren zu einer vermehrten Einwanderung sowohl von zellfreiem als auch zellgebundenem HIV ins Fruchtwasser, die Amnionhäute und den Cervikalkanal kommen kann. Durch eine antiretrovirale Therapie kann eine niedrigere mütterliche Viruslast erreicht werden, durch die (im Zusammenspiel mit anderen, noch zu klärender Mechanismen) diese geburtshilflichen Faktoren offenbar keine signifikante Erhöhung der vertikalen Transmission mehr bewirken können. Weitere Unterstützung erhält diese Hypothese durch die Beobachtung, dass blutig tingiertes Fruchtwasser in beiden Gruppen, den unbehandelten und den mit ART behandelten Frauen, ein signifikanter Risikofaktor für erhöhte Transmission blieb.

1.5.1.3.4. Kindliche Faktoren

Offenbar können auch bereits bestimmte kindliche Eigenschaften auf das Risiko der perinatalen HIV-Transmission Einfluss nehmen. Es ist bekannt, dass bestimmte Cluster von funktionell in Beziehung stehenden Klasse I MHC-Allelen, sogenannten HLA-Supertypen, bei Erwachsenen mit einem reduzierten Risiko für die horizontale HIV-Transmission assoziiert sind. Eine aktuelle Arbeit konnte zeigen, dass Kinder, die den HLA A2/6802-Supertyp besitzen, deutlich weniger suszeptibel für eine vertikale HIV-Infektion sind (75).

Eine andere Arbeit zeigte, dass Kinder, in deren Nabelschnurblut eine T-Zell-response gegen HIV-env-Peptide nachweisbar war, offenbar besser gegen eine intrapartale, bzw. postpartale Infektion durch Brusternährung geschützt sind (76).

Interessant, aber derzeit ohne befriedigende Erklärung, sind Daten einer prospektiven Kohorte von 4151 Neugeborenen aus dem italienischen Register für HIV-Infektionen bei Kindern, die ein geringeres Infektionsrisiko für männliche Feten zeigen, und zwar unabhängig vom Geburtsmodus und der antiretroviralen Prophylaxe in der Schwangerschaft (76a).

1.5.2. Interventionsmöglichkeiten zur Reduktion des vertikalen Transmissionsrisikos

Die substantiellen Fortschritte, die in den letzten Jahren bezüglich der Prävention der Mutter-Kind-Übertragung gemacht worden sind, haben dazu geführt, dass sich das Problem der perinatalen

HIV-Infektion weltweit in zwei Gruppen teilt. In den reicheren Nationen hat die pränatale HIV-Beratung und Testung in existierende antenatale Vorsorge-Infrastruktur Eingang gefunden und antiretrovirale Medikamente und künstliche Säuglingsnahrung sind verfügbar. Dies hat in diesen Ländern dazu geführt, dass perinatale HIV-Infektionen eher selten geworden sind. In Deutschland kommen fast alle vertikalen HIV-Infektionen, die jährlich beim Robert-Koch-Institut gemeldet werden, dadurch zu Stande, dass eine HIV-Infektion der Mutter nicht erkannt wird und damit alle Präventionsmöglichkeiten verpasst werden. Auch in der neuesten Aktualisierung der Mutterschaftsrichtlinien von 2007, die vom Gemeinsamen Bundesausschuss der Ärzte und Krankenkassen herausgegeben werden, wird ein HIV-Test zwar empfohlen, nicht aber verpflichtend verlangt. Neu eingeführt wurde lediglich eine Beratungspflicht mit verbesserter Information der Mütter zu diesem Thema. Im Mutterpass wird zukünftig nur noch die durchgeführte Beratung dokumentiert, nicht jedoch die Durchführung oder das Ergebnis des Tests (76b). Aktuelle amerikanische Daten zeigen, dass ein Teil der verbleibenden Fälle von vertikaler HIV-1-Übertragung in westlichen Ländern auf das Konto "falsch" negativer Testergebnisse bei der Routine-HIV-1-Antikörpertestung gehen, nämlich bei Frauen, die sich in der Schwangerschaft frisch mit HIV-1 infizieren und somit zum Testzeitpunkt noch keine Antikörper aufweisen (76c). Als Lösungsmöglichkeit für dieses Problem wird von den Autoren der Arbeit ein HIV-RNA-Test aus gepoolten Patientenseren nach einem geeigneten Algorithmus vorgeschlagen.

Weitere Problematik liegt bei Therapie- bzw. Präventionsversagern durch mangelnde Compliance der Mütter oder unzureichender antiretroviraler Therapie und auf der Überwachung von ART-exponierten Kindern bezüglich potentieller unerwünschter Effekte der Medikamente. In ärmeren Ländern, die die Hauptlast der HIV-Pandemie tragen, sind Vorsorge- und Testprogramme nur begrenzt vorhanden oder nicht existent (77). Das Dilemma hier ist, dass effektive Präventionsstrategien aus Mangel an Ressourcen nur schwer etabliert werden können und die Prävention der postnatalen Infektionen durch Brustmilchernährung nicht möglich ist, ohne eine adäquate Säuglingsernährung überhaupt zu gefährden (78). Die Überwindung der Kluft zwischen den Präventionsprogrammen und die Lösung der Problematik beider Gruppen ist weiterhin eine große Herausforderung für die betroffenen Länder.

Wie oben dargestellt, lassen sich mit dem kombinierten Vorgehen von AZT-Behandlung (dreiteilig) und primärer Schnittentbindung am wehenfreien Uterus Transmissionsraten zwischen 0,8 % und 1,5 % erreichen (73, 79). In der Schweizer Neonatalstudie war mit diesem kombinierten Vorgehen noch gar kein Fall von kindlicher HIV-Infektion aufgetreten, allerdings bei nur 31 Mutter-Kind-Paaren (80).

> Durch die Kombination von antiretroviraler Prophylaxe/Therapie in der Schwangerschaft können die HIV-Transmissionsraten auf < 2 % gesenkt werden.

Sämtliche alternativen Vorgehensweisen - dies gilt zumindest für Europa - werden sich an diesen unter 2 % liegenden Transmissionsraten messen müssen.

Immer wieder stellt sich die Frage, ob bei aus mütterlicher Indikation begonnener oder fortgeführter Kombinationstherapie in der Schwangerschaft mit nicht nachweisbarer oder sehr niedriger Viruslast auf die primäre Schnittentbindung verzichtet werden kann. Unter der Annahme, dass sich die Transmissionsrate mittels Kombinationstherapie auf ca. 2 % senken ließe und durch zusätzliche prophylaktische Schnittentbindung auf 1 % vermindert werden könnte, kann man errechnen, dass etwa 100 Kaiserschnitte "unnötig" durchgeführt würden, um einen Fall von vertikaler Transmission zu verhindern (81). Solche Arithmetik ist nutzlos, so lange keine ausreichende Evidenz für vergleichbar niedrige Transmissionsraten bei Kombinationstherapie und vaginaler Entbindung vorliegt. Dieses Thema ist jedoch derzeit Gegenstand leidenschaftlicher Debatten, gerade weil sich Hinweise mehren, dass, unter optimalen Voraussetzungen und bei sorgfältiger Auswahl der Patientinnen, keine erhöhte Übertragungsgefahr droht (☞ 1.5.2.2. - Geburtsmodus).

1.5.2.1. Antiretrovirale Therapie (ART) während der Schwangerschaft

Über die Anwendungsmöglichkeit von antiretroviralen Medikamenten in der Schwangerschaft bestand zu Beginn der antiretroviralen Ära große Unsicherheit. Zunächst waren weder Daten über mögliche mutagene oder embryotoxische Wirkungen, noch über Plazentagängigkeit und Pharmakodynamik von Nukleosidanaloga in der Schwangerschaft verfügbar. Lediglich einige Kasuistiken über AZT-exponierte Schwangerschaften ohne offensichtliche, schädigende Effekte waren veröffentlicht.

Heute ist die antiretrovirale Kombinationstherapie während der Schwangerschaft in Europa und den USA weit verbreitet und hat zu einer beträchtlichen Senkung der vertikalen Transmissionsrate geführt (85, 86). Jährlich kommen neue Substanzen und Substanzgruppen auf den Markt, die Komplexität der antiretroviralen Therapie nimmt beträchtlich zu. Damit einher geht auch die Komplexität von Pharmakologie und Pharmakodynamik der Medikamente, ihrer Wechselwirkungen und Resistenzentwicklungen. Der Plazentagängigkeit von HIV-Medikamenten wird in in der vorliegenden Auflage dieses Buches ein eigenes Kapitel gewidmet (☞ Kap. 1.6.). Viele neue Substanzen, mit denen keinerlei Erfahrungen bei der Anwendung in der Schwangerschaft bestehen, werden relativ schnell eingesetzt. Sei es auf Grund fehlender, anderer Behandlungsoptionen in Fällen einer fortgeschrittenen Infektion mit ausgedehnter Resistenzentwicklung, sei es weil eine Schwangerschaft unter laufender Therapie mit neuen Substanzen erst spät bekannt wird.

Der protektive Effekt der ART scheint mit der Dauer und der Komplexität der eingesetzten Kombination zuzunehmen (35a, 87). Trotzdem ist jedoch, insbesondere bei asymptomatischen Frauen mit geringer sozialer Unterstützung, die Adhärenz zu einer präventiven ART jedoch häufig mangelhaft (88). Leider stellt sich auch zunehmend heraus, dass in manchen afrikanischen Ländern, die von der HIV-Pandemie am stärksten betroffen sind, weniger die Kosten für die Medikamente als vielmehr unzureichende Beratungs- und Test-Infrastruktur die Haupt-Hemmschwelle für einen breiten Einsatz einer Transmissionsprophylaxe sind (89).

Die Datenlage zur Anwendung von antiretroviralen Substanzen in der Schwangerschaft wird zwar jährlich besser, ist aber nach wie vor begrenzt und ermöglicht keine abschließende Nutzen-Risiko-Abschätzung. In Deutschland ist nach wie vor nur AZT für die Übertragungsprophylaxe offiziell zugelassen. Beim Einsatz anderer Substanzen muss jede Schwangere über diese Tatsache aufgeklärt werden.

Die Deutsch-Österreichischen Empfehlungen zur Behandlung HIV-positiver Schwangerer unterscheiden bezüglich des Einsatzes der verschiedenen Substanzen zwischen der reinen Transmissionsprophylaxe bei HIV-positiven Schwangeren, bei denen selbst noch keine Indikation zur antiretroviralen Therapie besteht, und der Prophylaxe bei Schwangeren, die bereits auf Grund der eigenen Krankheitssituation eine Therapie benötigen.

1.5.2.1.1. Prophylaxe der vertikalen Transmission als alleinige Indikation

Bahnbrechend waren hierzu die Ergebnisse der nordamerikanischen placebokontrollierten Studie **ACTG 076** (29), in welcher durch die Verabreichung von AZT an Schwangere und deren Neugeborene die vertikale HIV-Transmission um zwei Drittel gesenkt werden konnte (von 25,5 % auf 8,3 %, bzw. nach 18 Monaten von 22,6 % auf 7,2 % (43)). Nach der Publikation dieser Studie fand die AZT-Therapie in der Schwangerschaft zur Senkung der Mutter-Kind-Übertragung weite Verbreitung. Die vertikalen Transmissionsraten gingen daraufhin in verschiedenen Studienkollektiven erheblich, auf Raten von 6,5-11 %, zurück (90, 73).

Das Dosierungsschema der **ACTG 076**-Studie umfasste 3 Behandlungsansätze:

- zwischen der 14. SSW und spätestens ab der 34. SSW orales AZT (500 mg/d)
- intrapartal bzw. bei Sectio 4 h prä- und intraoperativ AZT i.v. ("loading dose" von 2 mg/kgKG/h, nach 1 Stunde kontinuierliche Gabe von 1 mg/kgKG/h)
- 6-wöchige "Postexpositionsprophylaxe" in Form eines AZT-Sirups (2 mg/kgKG/6h) beginnend während der ersten 8-12 Lebensstunden des Kindes

> Bei gutem Immunstatus der Mutter (CD4-Zellzahl > 250/µl; Viruslast < 10000 Kopien/ml) ist bei bisher therapienaiven Patientinnen meist eine Monoprophylaxe mit AZT ausreichend, wenn eine primäre Schnittentbindung gewährleistet ist.

Da dieses Behandlungsschema insbesondere für viele Länder der dritten Welt nicht finanzierbar ist, wird nach kostengünstigeren und ebenso effektiven Therapieschemata gesucht. In diesem Zusammenhang war eine thailändische Studie über eine **Kurzzeit-AZT-Regime** am Ende der Schwangerschaft von großem Interesse. Diese Studie war bereits vor der Veröffentlichung heftig umstritten, da sie in den Jahren 1996 bis 1998, trotz der bereits vorliegenden Ergebnisse der ACTG076-Studie, nochmals placebokontrolliert durchgeführt wurde. Das in dieser Studie angewandte AZT-Interventionsschema bestand aus oraler AZT-Gabe ab 36. SSW (2 x 300 mg) und je 300 mg/3h während der Wehen bis zur Geburt. Die Neugeborenen erhielten keine AZT-Prophylaxe; den Frauen wurde jedoch angeraten, nicht zu stillen, Flaschennahrung wurde zur Verfügung gestellt. Dieses Kurzzeitregime erwies sich ebenfalls als sehr effektiv in der Reduzierung der vertikalen Transmission um die Hälfte von 18,9 % im Placeboarm auf 9,4 % in der Behandlungsgruppe (91). Innerhalb des gleichen Studienkollektivs konnte auch gezeigt werden, dass durch die o.g. AZT-Behandlung auch die HIV-Konzentration im Geburtskanal substantiell gesenkt werden konnte. Die Übertragungsrate bei Patientinnen mit niedriger Viruslast im Blut und nicht nachweisbarer HIV-RNA in cervikovaginaler Lavageflüssigkeit betrug hier lediglich 1 % (92). Bei deutlich niedrigeren Kosten können solche verkürzten Behandlungsschemata für viele betroffene Frauen in Entwicklungsländern eine realisierbare Prophylaxemöglichkeit darstellen.

In einer großen, ein Jahr später publizierten, randomisierten und doppelblinden Studie wurden verschiedene, vom Originalprotokoll der ACTG076-Studie abweichende Behandlungsschemata mit AZT zur Transmissionsprophylaxe untersucht. Hierbei wurde sowohl die Behandlungsdauer bei den Schwangeren als auch die der Postexpositionsprophylaxe bei den Neugeborenen variiert. Es zeigte sich eine schlechtere Wirksamkeit in dem Therapiearm, in dem beide Behandlungszeiten verkürzt worden waren (short-short-Protokoll). In beiden Therapiearmen, in denen die mütterliche Behandlung erst in der 35. Schwangerschaftswoche begonnen wurde, wurden signifikant höhere Transmissionsraten registriert (93).

Letztlich nicht völlig geklärt ist der **Wirkmechanismus**, auf dem die Transmissionssenkung durch AZT beruht. Eine Analyse der quantitativen Viruslast der schwangeren Frauen der ACTG 076-Studie zeigte lediglich eine mittlere Reduktion der Viruslast von 0,24 log (Faktor 1,7) durch AZT (43). Ob diese relativ geringe Viruslastsenkung per se den gesamten Therapieerfolg erklären kann, scheint fraglich, sodass nach anderen Erklärungen gesucht wurde. Es wurde postuliert, dass der Gebrauch eines antiretroviralen Medikamentes die Virusreplikation im Moment der größten kindlichen Exposition verhindert und somit die Schutzwirkung zu erklären sei. Zidovudin wird außerdem in der Placenta metabolisiert, was ebenfalls für den transmissionsverhindernden Effekt mit verantwortlich sein könnte (94, 95).

Zu beachten ist, dass die **AZT-Monoprophylaxe nur noch in besonders gelagerten Fällen** zum Einsatz kommen sollte, das heißt bei nicht vorhandener Behandlungsindikation der Mutter, d.h. klinisch symptomlose Frauen mit CD4+ Zellzahlen > 200-350/µl und einer Viruslast < 10000 Kopien/ml, wenn die Möglichkeit einer primären Schnittentbindung gewährleistet ist (☞ auch Deutsch-Österreichische Empfehlungen (159)). Nur dann ist das angesichts der kurzen Prophylaxedauer geringe Risiko einer Resistenzentwicklung gegen AZT gegen den Vorteil der damit vermeidbaren Exposition des Kindes gegen weitere Substanzen abzuwägen.

In allen anderen Fällen ist der Einsatz einer einzelnen antiretroviralen Substanz nicht mehr vertretbar, um für die Patientin keine Nachteile durch Resistenzentwicklung und damit ggf. Wegfall von potentiellen, zukünftigen Behandlungsoptionen zu generieren. Es gelten auch in der Schwangerschaft die für erwachsene HIV-Patienten formulierten Behandlungsindikationen für eine Kombinationstherapie (96, 96b, 97).

1.5.2.1.2. Prophylaxe der vertikalen Transmission und Therapie der Mutter

In den meisten Fällen einer Kombinationstherapie im Sinne einer hochaktiven antiretroviralen Therapie (HAART) während einer Schwangerschaft steht derzeit die adäquate Behandlung der mütterlichen HIV-Infektion und nicht die weitere Reduktion des Transmissionsrisikos im Vordergrund (98, 99).

Über die Wirksamkeit anderer antiretroviraler Substanzen als AZT zur Verminderung der vertikalen Transmission ist wesentlich weniger bekannt. Die verfügbaren Daten zur Sicherheit, Pharmakodynamik, Pharmakokinetik und zu möglichen unerwünschten Effekten auf die Schwangere bzw. ihren Nachwuchs entstammen meist kleineren, unkontrollierten Beobachtungsstudien von Schwangeren, die entweder bereits vor der Schwangerschaft unter einer Therapie mit anderen Substanzen als AZT standen, oder unter ihr schwanger wurden. **Andere nukleosidische Inhibitoren der reversen Transkriptase (NRTI)** wie 3TC (Epivir®) und mit Vorbehalt ddI (Videx®) und d4T (Zerit®) (☞ Kap. 1.5.2.1.4.), allein oder in Kombination, scheinen relativ sichere Substanzen zu sein (100, 101). Bei einer AZT/3TC-Kombination in der Schwangerschaft können sich schnell genotypische Resistenzen gegen 3TC entwickeln (102). 3TC akkumuliert sich offenbar im Fruchtwasser (103). Über die Potenz dieser Substanzen zur Verminderung der vertikalen Transmission im direkten Vergleich zu AZT gibt es noch relativ wenige Daten. Im Rahmen einer französischen Beobachtungsstudie zeigte sich eine gute Wirksamkeit einer AZT/3TC Kombination mit einer Gesamtübertragungsrate von 1,6 % (unabhängig vom Geburtsmodus), die allerdings mit einer nicht unerheblichen Nebenwirkungsrate (v.a. Anämie und Neutropenie) bei den exponierten Kindern belastet war (104). In einer weiteren Studie aus Thailand wurde ein Kombinationsregime von 300 mg AZT und 150 mg 3TC zwei mal täglich erprobt. Die Gabe dieser Kombination ab der 34. SSW, intrapartaler Gabe der Medikamente in dreistündigen Abständen, gefolgt von einer 4-wöchigen AZT-Sirup-Behandlung der mit Formelnahrung ernährten Säuglinge, resultierte in einer Gesamt-Transmissionsrate von 2,8 % (105).

> Beim Einsatz von Nukleosiden, insbesondere der Kombination von ddI und d4T, in der Schwangerschaft sollten Laktat-Werte kontrolliert werden und monatlich klinische Kontrollen erfolgen!

NRTI-Zweierkombinationen gelten heute jedoch nicht mehr als tragbare Therapieoptionen. Für andere und insbesondere neuere Substanzen dieser Stoffgruppe (Ziagen® - Abacavir - ABC; Viread® - Tenofovir - TDF; Emtriva® - Emtricitabin - FTC) bzw. die Festkombinationen dieser Substanzen (Kivexa®, Trizivir® und Truvada®) liegen derzeit nur wenige klinische Erfahrungsberichte für den Einsatz in der Schwangerschaft vor. Das grundsätzliche Problem aller NRTI liegt in der Tatsache, dass wohl alle NRTI in unterschiedlichem Ausmaß auch die zelluläre DNA-Polymerase-γ inhibieren, die die Replikation der mitochondrialen DNA katalysiert. Hierdurch kommt es zu einer Störung der Mitochondrienfunktion mit verschiedenartigen, unter Umständen letalen Auswirkungen. Einzelne Fälle einer letalen Mitochondriopathie bei Kindern nach AZT (+3TC)-Therapie der Mutter sind publiziert (106, 107) und haben zu erheblicher Besorgnis geführt. Darüberhinaus werden NRTI nachgewiesenermaßen auch in zelluläre DNA eingebaut und stellen damit ein potenzielles, mutagenes Langzeitrisiko für die exponierten Kinder dar, das bisher noch nicht abschließend beurteilt werden kann.

Bei bestehender mütterlicher Behandlungsindikation kommen antiretrovirale Standard-Therapieregime zum Einsatz (in der Regel Dreifachkombinationen aus 2 NRTI und einem Proteinase-Inhibitor oder einem nichtnukleosidartigen RT-Inhibitor). Aus der Gruppe der **nichtnukleosidartigen reverse-Transkriptase-Inhibitoren (NNRTI)** sollte in der Schwangerschaft nur Viramune® (Nevirapin - NVP) zum Einsatz kommen, da sich die zweite Substanz dieser Gruppe (Sustiva® - Efavirenz - EFV) im Tierversuch als teratogen erwiesen hat. NVP passiert frei die Placenta und ist im fetalen Kompartiment in gleicher Konzentration wie im mütterlichen Plasma nachweisbar. Größere, kontrollierte Studien mit NVP sind in den USA (**ACTG316-Studie**) und in Uganda (HIVNet 012-Studie) durchgeführt worden. Die ACTG316-Studie sollte klären, ob NVP als Ergänzung zur Standard ART eine weitere Reduktion der peripartalen HIV-Transmission bewirkt. Es zeigte sich jedoch, dass eine generelle peripartale Gabe eines zwei-Dosis-Regimes von NVP als Ergänzung zu einer laufenden ART im Zusammenhang mit elektiver Schnittentbindung keine weitere Senkung der Transmissionsrate bringt (108). Problematisch war jedoch das Ausmaß und die Geschwindigkeit der Resistenzentwicklung gegen das Medikament (109).

In der **HIVNET 012-Studie** wurden die vertikalen HIV-Transmissionsraten bei Kurzzeitbehandlungen mit NVP versus AZT bei 626 Schwangeren verglichen. Das NVP-Regime bestand aus der Gabe von 200 mg NVP bei Einsetzen der Wehentätigkeit und der Gabe von 2 mg/kg KG innerhalb von 72 h nach Geburt an die Neugeborenen. Das AZT-Regime beinhaltete die Gabe von 600 mg AZT p.o. bei Einsetzen der Wehentätigkeit und weiteren 300 mg-Dosen in dreistündigen Abständen bis zur Geburt. Die Neugeborenen erhielten 4 mg AZT/kg KG zweimal täglich für insgesamt 7 Tage. Die Mütter stillten ihre Kinder in beiden Gruppen. Die HIV-Testung der Kinder erfolgte bei Geburt und in den Zeiträumen 6-8 Wochen und 14-16 Wochen post partum. Beide Regime wurden gut toleriert und unterschieden sich nicht in ihren unerwünschten Nebenwirkungen. Bei insgesamt relativ hohen Übertragungsraten zeigte sich das NVP-Regime mit 13,1 % vs. 25,1 % infizierter Kinder nach 14-16 Wochen der AZT-Behandlung überlegen (110, 111). Auch im Rahmen dieser Studie wurden häufig NVP-Resistenzmutationen bei Müttern und infizierten Neugeborenen nachgewiesen. Diese Mutationen waren in beiden Gruppen innerhalb von ein bis zwei Jahren nach Geburt nicht mehr nachweisbar (112). Die Kosteneffektivität des NVP-Kurzzeitregimes kann in Ländern mit hoher HIV-Seroprävalenz sehr hoch sein und könnte in Zukunft bei vernünftigen Kosten erheblich zur Senkung der Mutter zu Kind-Übertragung in solchen Ländern beitragen (113). Eine Feldstudie des HIVNET012 regimes unter real-life Bedingungen in Kenia zeigte keine signifikante Reduktion der perinatalen HIV-Transmission (114). In den letzten Jahren sind jedoch weitere Studien zur NVP-Kurzprophylaxe, die wegen ihrer geringen Kosten für Entwicklungsländer besonders interessant ist, mit besserem Erfolg durchgeführt worden. Selbst bei einer NVP-Einzeldosis bei wiederholter Schwangerschaft zeigten sich in einer ugandischen Studie keine Unterschiede in der MCTC bei Müttern, die bereits in der vorangegangenen Entbindung eine NVP-Einzeldosis erhalten hatten, und solchen, die noch nicht NVP-exponiert waren (114a). Um dem Problem der schnellen Resistenzentwicklung zu begegnen, wurden Regime mit der zusätzlichen Einmalgabe anderer Substanzen wie Tenofovir und Emtricitabine getestet und konnten eine Reduktion der NNRTI-Resistenzen um 50 % bewirken (114b).

Eine vergleichende Studie eines kontinuierlichen NVP/AZT/3TC mit einem NFV/AZT/3TC Regime (PACTG 1022-Studie) wurde vorzeitig beendet da sich im NVP-Arm eine erhöhte Toxizität bei Schwangeren mit über 250 CD4-Zellen/μl zeigte (1x fatales, fulminantes Leberversagen, 1x Stevens-Johnson-Syndrom) (115).

Für den Einsatz von **Proteinaseinhibitoren (PI)** in der Schwangerschaft gibt es mittlerweile eine ganze Reihe von Publikationen, meist in kleineren Studienkollektiven. Bislang zeigten sich keine offensichtlichen, negativen Auswirkungen auf Schwangerschaft und Neugeborene (116, 117). In einer retrospektiven Analyse von 91 Kindern, die intrauterin einer PI-haltigen ART ausgesetzt waren, zeigten sich bei einer Übertragungsrate von Null ebenfalls keine nachteiligen Effekte dieser Medikamente (118). Wegen der nur geringgradigen Placentapassage der meisten PI sind im fetalen Kompartiment keine therapeutischen Wirkspiegel zu erwarten. Es ist noch unklar, ob diese Tatsache eher positiv zu bewerten ist, da die fetale Exposition damit nur gering ist, oder ob dies bezüglich der Verhinderung der vertikalen Transmission eher von Nachteil ist, weil beim Feten keine therapeutischen Wirkspiegel erreicht werden.

Die meisten Erfahrungen für den Einsatz in der Schwangerschaft liegen für Viracept® (Nelfinavir - NFV) vor. Allerdings ist nach heutigem Kenntnisstand die Therapie mit einem ungeboosteten PI (d.h. ohne Kombination mit dem PI Norvir® (Ritonavir - rtv) in geringer Dosierung (boosting dose)) als suboptimal anzusehen. Für den Einsatz einer festen Kombinationen der PI Lopinavir + Ritonavir (Kaletra®) sind ebenfalls relativ viele Erfahrungen publiziert, die vorhandenen Daten ergeben keine Anhaltspunkte für ungewöhnliche oder unerwartete Probleme (118a). Deutlich weniger, nur anektdotische oder gar keine Daten gibt es in diesem Zusammenhang für neuere PI wie Reyataz® (Atazanavir - ATV) (118b), Telzir® (Fosamprenavir - FPV), Aptivus® (Tipranavir - TPV), Agenerase® (Amprenavir - APV) und Prezista® (Darunavir - DRV). Das gleiche gilt für die neuen Medikamente aus den neuen Substanzgruppen der Fusionsinhibitoren (Fuzeon®), der Chemokin-Rezeptor-Antagonisten oder der Integraseinhibitoren. Soweit Daten verfügbar sind, ergaben sich bisher keine Hinweise auf spezifische, unerwünschte Wirkungen oder akute Toxizität.

Als Hilfestellung für die niedergelassenen Ärzte und Kliniken in Deutschland, die HIV-positive Schwangere betreuen, fand im Mai 1998 in Berlin erstmals ein **Konsensustreffen** der Experten statt, auf dem erstmals Therapieempfehlungen für die HIV-Infektion in der Schwangerschaft erarbeitet wurden (119). Folgekonferenzen fanden zuletzt im Rahmen der Deutsch-Österreichischen AIDS-Konferenz in Wien im Juni 2005 statt und werden auch in Zukunft in unregelmäßigen, ca. 2-jährigen Abständen einberufen um die Therapieempfehlungen ggf. dem aktuellen Wissensstand anzupassen. Die Vorarbeiten für eine Aktualisierung der Empfehlungen 2008 sind bereits gemacht. Sobald ein Konsens erzielt ist, wird die aktuelle Version wieder im Rahmen der Leitlinienseiten auf den Internetseiten des Robert Koch Institutes veröffentlicht, die gedruckte Version folgt später in englischer Sprache im offiziellen Organ der Deutschen AIDS Gesellschaft, dem *European Journal of Medical Research*.

Die Kombinationstherapie in der Schwangerschaft zur Behandlung der mütterlichen HIV-Infektion wird, trotz für manche Substanzen spärlicher Datenlage, derzeit für vertretbar gehalten. Bisher gibt es, mit Ausnahme des NNRTI Efavirenz (Sustiva®), keine klaren Hinweise auf Teratogenität oder Fetotoxizität der entsprechenden Substanzen (121, 122). In Abhängigkeit von der jeweiligen Medikamentenkombination ist jedoch im Einzelfall stets eine Nutzen/Risiko-Abwägung und eine entsprechende Aufklärung der Mutter notwendig. Über mögliche Spätfolgen der Medikamentenexposition gibt es naturgemäß noch relativ wenige Daten. Die ersten Kinder, die einer intrauterinen AZT-Behandlung ausgesetzt waren, sind noch nicht älter als 18 Jahre (☞ Kap. 1.5.2.1.4.).

> Eine Kombinationstherapie in der Schwangerschaft mit rein prophylaktischem Ziel wird derzeit nicht empfohlen.
> Bei jeder Kombinationstherapie aus mütterlicher Indikation in der Schwangerschaft müssen Nutzen und Risiken der Medikamentenkombination im Einzelfall gegeneinander abgewogen werden.

> **Efavirenz (Sustiva®)**
> ist die einzige antiretrovirale Substanz mit nachgewiesenem teratogenen Potenzial und darf in der Schwangerschaft nicht angewendet werden.

Bei der antiretroviralen Behandlung in der Schwangerschaft muss unter Umständen einer veränderten Pharmakokinetik der Substanzen Rechnung getragen werden. AZT und ddI zeigen eine erhöhte clearance, während die pharmakokinetischen Parameter von 3TC, d4T ABC und NVP unverändert sind. Für die PI's SQV, IDV und LPV/r wurden erniedrigte Plasmaspiegel gemessen. Keine Daten liegen für die neueren Substanzen vor (118a, 120, 123).

Grundsätzlich sollten alle ART-exponierten Schwangerschaften dem international zugänglichen **Antiretroviral Pregnancy Registry** gemeldet werden (123a). Nur so besteht die Möglichkeit, seltene und ernste Nebenwirkungen einer Exposition schnell und weltweit verfügbar zu erkennen.

1.5.2.1.3. Postexpositionsprophylaxe

Uneinheitlich wird die Notwendigkeit einer Postexpositionsprophylaxe der Neugeborenen eingeschätzt. Nachdem bei retrospektiven Auswertungen eine Senkung der vertikalen Transmission durch alleinige präpartale AZT-Gabe an die Mutter nachgewiesen werden konnte (124) und auch in der oben angeführten "Thailand-Studie" keine neonatale Behandlung stattfand, erhielt die Diskussion durch eine andere Arbeit neue Nahrung (125). Hierin wird für alleinige intrapartale und neonatale oder nur neonatale AZT-Gabe eine effektive Transmissionsreduktion beschrieben (Therapiebeginn präpartal 6,1 %, intrapartal 9,3 %, neonatal ab dem 3. Lebenstag oder später 18,4 %, ganz ohne AZT 26,6 %). Eine 2000 veröffentlichte Studie, in der verschiedene abgekürzte AZT-Regime untersucht wurden, unterstreicht jedoch den besonderen Stellenwert einer ausreichend langen, präpartalen AZT-Behandlung der Mutter und zeigt, dass eine längere Postexpositionsprophylaxe des Neugeborenen hierfür kein Ersatz ist (93). Zum Stellenwert einer Postexpositionsprophylaxe mit anderen Substanzen als AZT gibt es bisher keine ausreichenden Daten.

1.5.2.1.4. Bekannte Nebenwirkungen der antiretroviralen Therapie in der Schwangerschaft

Die Datenlage zur Sicherheit sowie zum Auftreten von Nebenwirkungen und Langzeitfolgen antiretroviraler Therapie in der Schwangerschaft ist begrenzt.

Für die am längsten und am häufigsten eingesetzte Substanz **AZT** sind bisher keine Langzeitschäden bei den intrauterin behandelten Kindern bekannt geworden. Allerdings scheint eine HIV-Infektion bei intrauterin AZT-exponierten, aber trotzdem infizierten Kindern schneller progredient zu sein (126). Eine vermutete kardiotoxische Wirkung von AZT in exponierten Kindern konnte nicht nachgewiesen werden (127).

Eine bekannte Nebenwirkung von AZT ist die **Anämie**, die eine schwangerschaftsbedingte Anämie gelegentlich so verstärken kann, dass man zum Absetzen des Medikaments gezwungen ist. In den meisten Fällen wurde dann auf eine Kombination von d4T/ddI umgestellt. Der Hersteller dieser Medikamente gab jedoch im Januar 2001 selbst eine Produktwarnung vor dem Einsatz von d4T und ddI in der Schwangerschaft heraus, nachdem drei Fälle von **fatalen Laktatazidosen mit oder ohne Pankreatitis** bei schwangeren Frauen aufgetreten waren, die diese Kombination zusammen mit anderen Medikamenten eingenommen hatten. Sowohl Laktatazidosen als auch Pankreatitiden sind bekanntermaßen seltene Nebenwirkungen dieser Medikamente. Es ist noch unklar, ob durch eine Schwangerschaft das Risiko für diese Nebenwirkungen potenziert wird. Sicherheitshalber sollte aber im Falle einer schweren Anämie auf eine andere Medikamentenkombination zurückgegriffen werden. Post partum waren bei nichtinfizierten Neugeborenen, die intrauterin einer antiretroviralen Therapie unterschiedlicher Kombinationen ausgesetzt waren, in den ersten drei Lebensmonaten Blutbildveränderungen wie Anämie und Neutropenie nachweisbar, am stärksten unter HAART (127a).

Bedenklicher stimmen Daten aus Frankreich über einige fatale Fälle von **mitochondrialer Dysfunktion** bei Kindern HIV-positiver Mütter. Diese Erkrankung, an der zwei Kinder verstarben, wird mit einer antiretroviralen Kombinationstherapie mit Nukleosidanaloga in der Schwangerschaft in Zusammenhang gebracht (107). Eine benigne, selbstlimitierende Hyperlaktatämie als Folge der Behandlung der Schwangeren mit Nukleosidanaloga konnte bei jedem zweiten exponierten Kind noch 12 Monate nach der Geburt nachgewiesen werden (128). Im Nabelschnurblut von Combivir-exponierten, nicht HIV-infizierten Kindern ließen sich morphologische und molekulare Mitochondrienschäden nachweisen (129).

In einer Schweizer Untersuchung von 37 Schwangerschaften unter antiretroviraler Kombinationstherapie fanden sich unter 30 evaluierten Neugeborenen zehn Fälle von **Frühgeburtlichkeit**, ein Fall einer Gallenmissbildung, ein Fall einer intracerebralen Blutung, sowie andere nachteilige Effekte bei insgesamt 14 Kindern (124). Andere Berichte aus Südafrika, Deutschland und den USA fanden keine negativen Effekte im Zusammenhang mit antiretroviraler Therapie (100, 101, 117). Auch eine groß angelegte Studie der *Pediatric AIDS Clinical Trial Group* (**PACTG 185**) fand keine nachteiligen Effekte der ART auf die Neugeborenen, insbesonders kein erhöhtes Risiko für Frühgeburtlichkeit (130). In der sog. Schweizer Mutter und Kind Kohortenstudie wurde ein etwas erhöhtes Risiko für Frühgeburtlichkeit bei Müttern festgestellt, die während der Schwangerschaft mit einer Kombinationstherapie behandelt worden waren. Dieser Zusammenhang war besonders klar in der Gruppe von Müttern, deren Therapieregime einen Proteinaseinhibitor (PI) beinhaltete und die bereits schon vor Beginn der Schwangerschaft behandelt wurden (131, 132). In einer großen amerikanischen Studie war dieser Zusammenhang nicht nachweisbar (133). Neuere Untersuchungen aus England und Deutschland ergaben wiederum eine Tendenz zur Frühgeburtlichkeit unter HAART (133a, 133b). Möglicherweise erklären wiederum methodische Differenzen und/oder Unterschiede in den jeweiligen Studienkohorten diese widersprüchlichen Ergebnisse. Dennoch sollten sich Kliniker, die HIV-positive Schwangere betreuen, dieser Studienergebnisse bewusst sein. Wenngleich die oben genannten Daten teils widersprüchlich sind, oder es sich nur um Einzelfallberichte handelt, zeigen solche Erkenntnisse jedoch deutlich auf, wie notwendig eine zentrale Erfassung und Nachsorge aller Kinder ist, die intrauterin und postpartal antiretroviralen Medikamenten exponiert waren.

> Alle Kinder HIV-positiver Mütter, die intrauterin antiretroviralen Substanzen ausgesetzt waren, sollten zentral erfasst und an ein pädiatrisches Zentrum angebunden sein. Nur so können eventuelle Spätschäden erkannt werden.

Bei HIV-positiven Schwangeren wurde eine deutlich niedrigere Präklampsie-Rate gefunden als bei nicht HIV-infizierten Schwangeren. Durch eine Restoration des Immunsystems durch antiretrovirale Therapie gleicht sich diese Rate wieder der von HIV-negativen Schwangeren an (134).

1.5.2.2. Geburtsmodus

Die Frage, ob und in welchem Umfang der Geburtsmodus selbst einen Effekt auf die Häufigkeit der vertikalen HIV-Transmission hat, war lange Zeit unklar, wobei viele Geburtshelfer bereits zu Beginn der HIV-Ära intuitiv den Weg der elektiven Schnittentbindung wählten. Erste Studien zu Beginn der neunziger Jahre zeigten einen ersten Trend zugunsten der Schnittentbindung (14, 71, 135-137). Widersprüchliche Ergebnisse später publizierter Studien (24, 27) beruhen möglicherweise auf dem uneinheitlichen Sprachgebrauch und teilweise völlig fehlender Unterscheidung zwischen primärer (d.h. elektiver) und sekundärer Schnittentbindung (Kaiserschnitt wegen intrapartal auftretender mütterlicher und/oder kindlicher Probleme incl. Notsectio) und der fehlenden Analyse von Covarianten wie vorzeitigem Blasensprung, bereits eingesetzte Wehentätigkeit und von der in frühen Studien häufig fehlenden Multivarianzanalyse bezüglich CD4-Zellzahl und Viruslast.

Einen weiteren Hinweis für den protektiven Effekt der Schnittentbindung lieferte das Ergebnis einer Zwillingsstudie (15), in der 115 Zwillingspaare erfasst wurden. 80 % der Zwillinge hatten einen konkordanten HIV-Status. Von den 20 % HIV-diskordanten Zwillingen waren 35 % der Erstgeborenen und 15 % der Zweitgeborenen nach vaginaler Geburt infiziert. Bei den durch Kaiserschnitt entbundenen Zwillingen waren 16 % der Erstgeborenen und 8 % der Zweitgeborenen HIV-infiziert.

> Die vertikale Transmissionsrate kann durch eine primäre Schnittentbindung am wehenfreien Uterus um etwa 50 % gegenüber vaginalen Geburten vermindert werden. Dieser Effekt ist unabhängig vom Effekt einer AZT-Behandlung in der Schwangerschaft.

Weitere Evidenz ergibt sich aus einer Meta-Analyse von 15 Studienkohorten (5 aus Europa und 10 aus Nordamerika) mit insgesamt 8533 Mutter-Kind-Paaren (138). In dieser Analyse waren auch Angaben zu antiretroviraler Therapie während der Schwangerschaft (ART) miteinbezogen. Die primäre Schnittentbindung halbierte das vertikale Transmissionsrisiko mit 10,4 % Infektionsrate bei elektiver Sectio versus 19 % bei vaginaler Entbindung bzw. sekundärer Sectio ohne ART. Die entsprechenden Transmissionsraten bei Patientinnen mit ART waren 2,0 % versus 7,3 %. Eine weitere große, randomisierte Studie mit den Daten von 370 Kindern HIV-positiver Mütter aus mehreren europäischen Zentren wurde fast gleichzeitig publiziert: 10,2 % infizierte Kinder nach vaginaler Geburt standen hier 3,4 % infizierten Kindern nach Kaiserschnitt gegenüber (139). Der Unterschied zugunsten der Schnittentbindung ist noch größer, wenn man nur die elektiven Sectiones betrachtet. Zusammengefasst zeigen die beiden zuletzt genannten Studien also eine Verminderung der Transmissionsrate durch elektive Kaiserschnitte um 50 %, unabhängig vom Effekt durch eine AZT-Prophylaxe.

In derselben Größenordnung lagen auch die Ergebnisse der Perinatalstudie der Pädiatrischen Arbeitsgemeinschaft AIDS Deutschland - PAAD (79), die in der Gruppe der primär sektionierten Frauen mit ART eine vertikale Transmissionsrate von 1,5 % (2/137) fand. Eine große französische Studie zeigte auch in ihrer letzten Auswertung (73) bei Mutter-Kind-Paaren ohne ART keinen Unterschied in der Übertragung bei Vaginalgeburt/elektiver und sekundärer Sectio (17,5 %/17,5 %/ 15,6 %). Bei Patientinnen, die mit ART behandelt wurden, fand sich jedoch auch hier ein signifikanter Unterschied bei 0,8 % Transmission bei elektiver Sectio mit ART (1/133) gegenüber 6,6 % bei vaginaler Entbindung mit ART.

Über den Grund für die Senkung der Transmissionsrate durch Kaiserschnitte kann derzeit nur spekuliert werden. Einer der Hauptmechanismen für den protektiven Effekt der Schnittentbindung am wehenfreien Uterus ist vermutlich die Vermeidung des durch Wehentätigkeit vermehrten Übertritts von HI-Viren und mütterlichen Leukozyten ins Fruchtwasser und in die Cervix uteri. Daraus resultiert bei Spontangeburten und auch bei sekundären Kaiserschnitten (die häufig bei besonders protrahierten Geburtsverläufen indiziert sind) vermutlich eine erhöhte Exposition des Kindes mit HIV und das Risiko für eine vertikale HIV-Infektion steigt (140). Offenbar ist die Senkung der Übertragungsrate um so günstiger, je weniger bei der Sectio das Fruchtwasser bzw. der Partiturus mit mütterlichem Blut kontaminiert wird (141). In den Deutsch-Österreichischen Empfehlungen wird deshalb eine möglichst blutungsarme OP-Technik, möglichst unter Erhalt der Fruchtblase, empfohlen.

Daten aus der vor-HAART-Ära zeigten deutlich erhöhte postoperative Morbidität bei der Schnittentbindung von HIV-positiven Frauen (82, 83), die sich insbesondere bei ungeplanten- oder Nofall-Sectionen zeigte (142). Durch bevorzugte Wahl eines regionalen Anästhesieverfahrens (v.a. Spinalanästhesie) kann die Komplikationsrate möglicherweise reduziert werden (143). Neuere Untersuchungen finden bei antiretroviral behandelten und per Sectio entbundenen Schwangeren keine wesentlichen Unterschiede mehr bezüglich der postoperativen Morbidität (143a).

Zunehmend wird die Frage diskutiert, welche Vorteile die Schnittentbindung für HIV-positive Frauen mit optimaler antiretroviraler Behandlung, nicht nachweisbarer Viruslast und optimalen geburtshilflichen Voraussetzungen bringt. Auf verschiedenen Kongressen wurden in letzter Zeit Daten präsentiert, die zeigen, dass vaginale Entbindungen von solchen Schwangeren offenbar kein erhöhtes Transmissionsrisiko beinhalten. Bestätigt und aktuell publiziert wurde dies erstmals auch innerhalb der bereits oben zitierten großen französischen Perinatalkohorte, in der, bei Entbindungen von Schwangeren mit einer Viruslast < 400 Kopien/ml in Terminnähe, kein signifikanter Unterschied der MCTC bezüglich des Geburtsmodus gesehen wir (35a).

Eine vaginale Entbindung wäre für besonders gelagerte Fälle ein durchaus anzustrebendes Ziel zum Vorteil der betroffenen Frauen. Die Hospitalisierungsdauer ist nach Spontangeburten durchweg kürzer.

Bevor nicht weitere Studien die Ergebnisse der französischen Kohorte bestätigen, sollte jedoch von der nach wie vor aktuellen Empfehlung einer primären Schnittentbindung nicht leichtfertig abgerückt werden. Für Frauen mit nachweisbarer Viruslast scheint vom Kostenaspekt her gesehen die elektive Schnittentbindung vorteilhaft zu sein (84).

1.5.2.3. Stillen

Es wird geschätzt, dass ein Drittel bis die Hälfte der über 1,5 Millionen HIV-positiven Kinder auf der Welt die HIV-Infektion über Brustmilchernährung erworben hat. 85 % der gestillten Kinder HIV-positiver Mütter werden jedoch nicht infiziert. In der Muttermilch sind bis zu mehreren Monaten nach der Geburt Zellen mit HIV-DNA nachweisbar. Postpartale Infektionen durch Muttermilchernährung wurden insbesondere für afrikanische Länder beschrieben (144-147), in denen Brustmilchernährung naturgemäß eine erhebliche Rolle spielt. So fand sich in Zaire eine um 12 % erhöhte Transmissionsrate bei gestillten Kindern (144). Im Rahmen einer Meta-Analyse mehrerer Studien wurde ein um 14 % erhöhtes Transmissionsrisiko durch Stillen errechnet (148). Der größte Teil der Transmissionen soll hierbei während der ersten 6 Monate (ca. 70 % aller späten Transmissionen) stattfinden (145). Eine Studie aus Cote d´Ivoire, findet für nach dem 6. Lebensmonat gestillte Kinder noch ein zusätzliches Risiko einer HIV-Infektion von 9 %, wenn die Mutter HIV-1-positiv, bzw. von 5 %, wenn die Mutter HIV-1 und HIV-2 positiv ist. Bei Infektion der Mutter mit HIV-2 allein wurde bisher nicht von erhöhten Transmissionsraten durch Stillen berichtet. Der Empfehlung von Ekpini (147), den Frauen in den entsprechenden Ländern im 6. Lebensmonat des Kindes das Abstillen anzuraten, wurde engagiert widersprochen (149): In ärmlichen Verhältnissen würde der Stillverzicht und die damit verbundene Zubereitung von Säuglingsnahrung unter schlechten hygienischen Verhältnissen die Zahl der Atemwegsinfektionen und Diarrhoen, und damit die Morbidität und Mortalität bei Kindern auch nach dem 6. Lebensmonat deutlich erhöhen. Eine Studie aus Malawi demonstriert einen Zusammenhang zwischen hoher HI-Viruslast in der Muttermilch bei puerperaler Mastitis und positivem Infektionsstatus des Kindes (150). In der Milch von Müttern, die HIV auf ihre Kinder übertrugen, waren signifikant höhere HIV-RNA-Konzentrationen nachweisbar als bei Nichtüberträgerinnen. Andererseits kann offenbar mit einer peripartalen Einzeldosis NVP oder einem AZT-Kurzregime eine deutliche Senkung der HIV-RNA-Last in der Milch und damit eine Senkung der Transmissionsrate erreicht werden (150a, 150b). Im Rahmen eines Ernährungs-Supplementationsprogramms in Tanzania sowie in einer Studie in Kenya konnte ebenfalls gezeigt werden, dass stillende Mütter mit Brustläsionen das doppelte bis dreifache Risiko haben ihre Kinder durch Brusternährung zu infizieren. Bei fehlender Verfügbarkeit einer antiretroviralen Therapie sind eine Vitaminsupplementation der mütterlichen Ernährung sowie Methoden zur Prävention von Mastitiden und Mamillenläsionen mögliche Maßnahmen um die HIV-Übertragungsrate durch Stillen zu senken (153, 154).

> Ein Drittel bis die Hälfte aller weltweit ca. 1,5 Millionen HIV-infizierter Kinder wurde durch Stillen infiziert.
> ⇒ Dort, wo ausreichend adaptierte Säuglingsnahrung verfügbar ist und unter hygienischen Bedingungen hergestellt werden kann, sollten HIV-positive Mütter nicht stillen!

Auch die Gesundheit der stillenden, HIV-infizierten Mütter selbst ist offenbar stärker gefährdet. Diese beunruhigenden Daten ergeben sich aus einer kenyanischen Studie, in der gezeigt wurde, dass stillende, HIV-infizierte Mütter ein ca. dreifach erhöhtes Risiko hatten innerhalb von 2 Jahren nach der Geburt zu sterben. Die Kinder der verstorbenen Mütter trugen sogar ein 8-faches erhöhtes Mortalitätsrisiko (153). Die Aussagekraft dieser Studie wird nicht unkritisch kommentiert und bedarf dringend der weiteren Evaluation (154). Sollte sich dieser Zusammenhang jedoch bestätigen lassen, müsste dies schnellstens in alle Empfehlungen zur Säuglingsernährung für Dritte Welt-Ländern einfließen.

Möglicherweise könnte eine praktikable Risikobewertung- und Analyse den Müttern in solchen Ländern helfen, die Gratwanderung zwischen drohender kindlicher HIV-Infektion durch Stillen, drohender nicht-HIV-bedingter kindlicher Morbidität durch Stillverzicht und möglicherweise drohender mütterlicher Mortalität besser zu bewältigen (154, 155).

1.5.2.4. Andere Maßnahmen

Für Dritte Welt-Länder ist zu hoffen, dass dort bald in größerem Umfang zumindest Kurzzeit-ART Schemata zur Senkung der HIV-Transmissionsrate eingesetzt werden können.

Billigere Interventionsstrategien wie z.B. die intrapartale **vaginale Desinfektion mit 0,25 %iger Chlorhexidinlösung** konnten nur in der Infektionsprophylaxe bei vorangegangenem Blasensprung eine Reduktion der vertikalen Transmission erreichen (156).

Ebenfalls HIV-transmissionssenkend soll nach Goldenberg (74) die **gezielte antibiotische Behandlung vaginaler Infektionen** zur Vermeidung von Chorioamnionitis und vorzeitigem Blasensprung sein.

Die präpartale vaginale Desinfektion mit **Benzalkoniumchlorid** und das Baden des Neugeborenen in 1 %iger Lösung dieses Antiseptikums ist bezüglich der vertikalen Transmissionsrate ebenfalls unwirksam (157).

1.5.3. Praktisches Vorgehen

Bei Erstdiagnose der HIV-Infektion in der bestehenden Schwangerschaft sind meist mehrere einfühlsame Gespräche erforderlich, da erfahrungsgemäß nur ein Bruchteil der gegebenen Information verstanden und verarbeitet werden kann (158).

Sollte durch die HIV-Diagnose bei der Frau ein Schwangerschaftskonflikt mit Überlegungen zum Abbruch der Schwangerschaft eingetreten sein, sollte auf keinen Fall eine eilige Entscheidung getroffen werden, sondern versucht werden, die Schwangere in ihrer Entscheidungsfindung zu stützen bis der für sie richtige Entschluss die Oberhand gewinnt (☞ Kap. 1.1.).

Bei **Kinderwunsch und in der Frühschwangerschaft** bei bekannter HIV-Infektion steht eine ausführliche Beratung über die durch die verfügbaren Interventionsmöglichkeiten niedrige vertikale

Transmissionsrate im Vordergrund. Die Information sollte auch die derzeitigen Empfehlungen zum Beginn oder zur Fortführung einer Kombinationstherapie in der Schwangerschaft beinhalten.

> Die **aktuellen Konsensus-Empfehlungen** zur HIV-Therapie in der Schwangerschaft sind auf den Web-Seiten des Robert-Koch-Institutes verfügbar: www.rki.de
>
> In Zweifelsfällen steht in Deutschland auch die folgende **Telefonhotline** zur Verfügung:
> 0178-2820282

Bei bekanntem HIV-Status wird gemäß den aktuellen, in der Konsensuskonferenz erarbeiteten Leitlinien ein risikoadaptiertes Vorgehen empfohlen. Diese Leitlinien, die im Internet jederzeit in aktualisierter Version abrufbar sind (159) geben detaillierte Hinweise zu notwendigen diagnostischen Maßnahmen im Rahmen der Schwangerschaftsbetreuung, zum Entbindungsmodus, zur Versorgung des Neugeborenen und zur Postexpositionsprophylaxe. Grob umrissen enthalten sie folgende Empfehlungen:

- Wenn **keine Indikation zur antiretroviralen Therapie der schwangeren Frau selbst** vorliegt (CD4-Zellzahl > 200-350/µl, Viruslast < 10000 HIV-Kopien/ml) kann die **AZT-Monoprophylaxe**, d.h. die Kombination der dreiteiligen AZT-Monotherapie mit der primären Schnittentbindung, angewandt werden, nämlich kurzzeitige Gabe von oralem AZT (2 x 250 mg/d) ab abgeschlossener 32. SSW, Kaiserschnittentbindung am wehenfreien Uterus in der 38. Schwangerschaftswoche und eine kurzfristige AZT-Gabe zwischen 2 und 4 Wochen an das Neugeborene (i.v. oder oral als Sirup). Vorteil dieses Vorgehens ist das geringer Toxizitätsrisiko für die Schwangere und das Ungeborene. Es kann jedoch auch eine **Standard-Kombinationstherapie (HAART) als Alternative** zum Einsatz kommen, unter der mit größerer Sicherheit eine Viruslastsenkung bis unter die Nachweisgrenze zu erreichen ist. Allerdings ist zu beachten, dass unter HAART die Rate an Frühgeburtlichkeit etwas ansteigt (160, 161).

- Besteht noch keine eigene mütterliche Behandlungsindikation (CD4-Zellzahl > 200-350/µl; Viruslast jedoch größer 10.000, aber kleiner als 50.000 Kopien/ml) wird eine vorübergehende Standard-Kombinationstherapie empfohlen, da eine AZT-Monoprophylaxe die Viruslast nicht mit ausreichender Sicherheit senken kann.

- Liegt bei der schwangeren Frau jedoch eine *antiretroviral behandlungsbedürftige HIV-Infektion* vor oder sind bestimmte geburtsmedizinische Risiken gegeben (z.B. Mehrlingsschwangerschaft, Anstieg der Viruslast am Ende der Schwangerschaft, vorzeitige Wehentätigkeit, vorzeitiger Blasensprung) sind entsprechend **risikoadaptierte Vorgehensweisen** anzuwenden. Die Therapieindikationen unterscheiden sich hier im Grundsatz nicht von den für erwachsene HIV-Patienten formulierten (96).

- **Bei Schwangerschaftseintritt unter Kombinationstherapie** ist sowohl ein Fortführen der Kombinationstherapie als auch ein kurzzeitiges völliges Absetzen und Wiederaufnahme derselben Medikamentenkombination ab der 14. SSW, also nach vollendeter Organogenese, vertretbar. Letzteres Vorgehen reduziert zwar die potenzielle Embryotoxizität der antiretroviralen Substanzen in der Phase der Organogenese, kann jedoch, bedingt durch die unterschiedliche Halbwertszeit der Medikamente, bei unsachgemäßer Durchführung ein erhebliches Risiko für eine Resistenzentwicklung bei der Mutter beinhalten. Es kann so dazu führen, dass für die Mutter ganze Substanzgruppen als Folge-Therapieoptionen ausfallen und so mehr Schaden als Nutzen bewirken. Eine Therapieunterbrechung sollte daher nur im Konsens und in enger Zusammenarbeit mit dem HIV-Behandler der Mutter erfolgen.

- Eine **Resistenztestung** wird vor Beginn einer ART-Prophylaxe/Therapie bei bisher therapienaiven Schwangeren empfohlen (162). Einerseits können bereits Resistenzen vorliegen, ohne dass die betreffende Person dieses Medikament selbst genommen hat (163). Zum andern muss die mutierte Viruspopulation mindestens ca. 5 % der Gesamtviruspopulation ausmachen, damit eine genetische Resistenz mit den üblichen Testverfahren zu Erfassen ist. Dies ist meist nur unter aktueller Therapie der Fall (Gürtler, L. -

persönliche Mitteilung). Bei Schwangeren, die bereits unter einer antiretroviralen Therapie schwanger geworden sind, wird eine Resistenztestung bei virologischem Therapieversagen empfohlen. Offensichtlich ist jedoch auch die selektive Übertragung von Virusklonen möglich, die gegen bestimmte Substanzen resistent sind und nur einen so geringen Anteil an der mütterlichen Gesamt-Viruspopulation ausmachen, dass sie mit den herkömmlichen Resistenz-Testmethoden nicht nachweisbar sind (164).

- Ein **Stillverzicht** und primäres Abstillen der HIV-positiven Mütter wird in jedem Fall empfohlen, wenn ausreichende Mengen von Säuglingsnahrung zur Verfügung stehen und entsprechende Hygiene bei der Zubereitung gewährleistet sind. Generell sollten stillende Mütter und ihre Sexualpartner auf Risikoverhalten verzichten, um eine mütterliche Neuinfektion mit hoher Virämie zu vermeiden.

In Zweifelsfällen können Experteninformationen in Deutschland auch unter der **Telefonhotline-Nummer 0178-2820282** eingeholt werden.

Wesentlich für den erfolgreichen Einsatz der Interventionsstrategien ist jedoch, dass der *HIV-Status der schwangeren Frau bekannt* ist. Die meisten der im letzten Jahr in Deutschland diagnostizierten kindlichen HIV-Infektionen sind darauf zurückzuführen, dass zum Zeitpunkt der Geburt die HIV-Positivität der Mutter nicht bekannt war und somit die prophylaktischen Maßnahmen nicht eingesetzt werden konnten. Der **Nutzen des HIV-Screenings in der Schwangerschaft** überwiegt die geäußerten Bedenken, die sich auf eine möglicherweise ungenügende Aufklärung der Schwangeren und das noch immer häufig zu konstatierende, mangelnde Fachwissen der Ärzte zu diesem Thema beziehen, die das Screening in der Regel durchführen. Es sollten daher alle Anstrengungen unternommen werden, solche Informationsdefizite zu beseitigen.

Grundsätzlich wird für schwangere, HIV-positive Frauen zumindest eine **Mitbetreuung der Schwangerschaft in einem spezialisierten Zentrum** empfohlen. Bereits während der Schwangerschaft sollte der Kontakt zu einem mit kindlicher HIV-Infektion vertrauten Pädiater geknüpft werden. Die Postexpositionsprophylaxe, die in der Regel in der Geburtsklinik beginnt, wird zusammen mit dem Pädiater festgelegt. Die betroffenen Mütter sollten auf die Notwendigkeit einer längerfristigen pädiatrischen Betreuung ihres in utero antiretroviralen Substanzen ausgesetzten Kindes hingewiesen werden.

Alle ART-exponierten Schwangerschaften sollten in anonymisierter Form an das **Antiretroviral Pregnancy Registry** (123a) gemeldet werden, um mögliche unerwünschte Wirkungen weltweit möglichst vollständig zu erfassen. Die Etablierung eines Registers zur Nachsorge dieser Kinder zum Ausschluss oder der Erfassung von derzeit nicht bekannten Langzeitfolgen ist auch für Deutschland geplant.

Literatur

1. Rubinstein A, Sicklick M, Gupta A, et al. Acquired immunodeficiency with reversed T4/T8 ratios in infants born to promiscuous and drug-addicted mothers. J Am Med Assoc 1983;249(17):2350-6.

2. Douglas GC, King BF. Maternal-fetal transmission of human immunodeficiency virus: a review of possible routes and cellular mechanisms of infection. Clin Infect Dis 1992;15(4):678-91.

3. Ehrnst A, Lindgren S, Dictor M, et al. HIV in pregnant women and their offspring: evidence for late transmission [see comments]. Lancet 1991;338(8761):203-7.

4. Phuapradit W, Panburana P, Jaovisidha A, et al. maternal viral load and vertical transmission of HIV-1 in mid trimester gestation. AIDS 1999;13:1927-31.

5. Lagaye S, Derrien M, Menu E, et al. Cell-to-cell contact results in a selective translocation of maternal human immunodeficiency virus type 1 quasispecies across a trophoblastic barrier by both transcytosis and infection. J Virol 2001;75(10):4780-91.

6. Biggar RJ, Janes M, Pilon R, et al. Human immunodeficiency virus type 1 infection in twin pairs infected at birth. J Infect Dis 2002;186(2):281-5.

7. Dickover RE, Garratty EM, Plaeger S, Bryson YJ. Perinatal transmission of major, minor, and multiple maternal human immunodeficiency virus type 1 variants in utero and intrapartum. J Virol 2001;75(5):2194-203.

8. Blanche S, Tardieu M, Duliege A, et al. Longitudinal study of 94 symptomatic infants with perinatally acquired human immunodeficiency virus infection. Evidence for a bimodal expression of clinical and biological symptoms [see comments]. Am J Dis Child 1990;144(11):1210-5.

9. Bryson YJ, Luzuriaga K, Sullivan JL, Wara DW. Proposed definitions for in utero versus intrapartum transmission of HIV-1. N Engl J Med 1992;327(17):1246-7.

10. Krivine A, Firtion G, Cao L, Francoual C, Henrion R, Lebon P. HIV replication during the first weeks of life. Lancet 1992;339(8803):1187-9.

11. Lindgren S, al. e. HIV and child-bearing: clinical outcome and aspects of mother to infant transmission. AIDS 1991;5:1111-6.

12. The. Human immunodeficiency virus type 1 infection and breast milk. The Italian Register for HIV Infection in Children. Acta Paediatr Suppl 1994;400:51-8.

13. Schupbach J, Tomasik Z, Jendis J, Boni J, Seger R, Kind C. IgG, IgM, and IgA response to HIV in infants born to HIV-1 infected mothers. Swiss Neonatal HIV Study Group. J Acquir Immune Defic Syndr 1994;7(5): 421-7.

14. Goedert JJ, Duliege AM, Amos CI, Felton S, Biggar RJ. High risk of HIV-1 infection for first-born twins. Lancet 1991;338(8781):1471-5.

15. Duliege AM, Amos CI, Felton S, Biggar RJ, Goedert JJ. Birth order, delivery route, and concordance in the transmission of human immunodeficiency virus type 1 from mothers to twins. International Registry of HIV-Exposed Twins. J Pediatr 1995;126(4):625-32.

16. Rouzioux C, Costagliola D, Burgard M, et al. Timing of mother-to-child HIV-1 transmission depends on maternal status. The HIV Infection in Newborns French Collaborative Study Group. AIDS, Suppl 2 1993;7(2): S49-S52.

17. Rouzioux C, Costagliola D, Burgard M, et al. Estimated timing of mother-to-child human immunodeficiency virus type 1 (HIV-1) transmission by use of a Markov model. The HIV Infection in Newborns French Collaborative Study Group. Am J Epidemiol 1995;142(12):1330-7.

18. Dunn DT, Brandt CD, Krivine A, et al. The sensitivity of HIV-1 DNA polymerase chain reaction in the neonatal period and the relative contributions of intra-uterine and intra-partum transmission. AIDS 1995;9(9):F7-11.

19. Gaillard P, Verhofstede C, Mwanyumba F, et al. Exposure to HIV-1 during delivery and mother-to-child transmission. Aids 2000;14(15):2341-8.

20. Garcia-Bujalance S, Ruiz G, De Guevara CL, et al. Quantitation of human immuodeficiency virus type 1 RNA loads in cervicovaginal secretions in pregnant women and relationship between viral loads in the genital tract and blood. Eur J Microbiol Infect Dis 2004;23(2): 111-5.

21. Kuhn L, Meddows-Taylor S, Gray G, Tiemessen C. Human Immunodeficiency virus (HIV)-specific cellular immune responses in newborns exposed to HIV in utero. Clin Infect Dis 2002;34:267-76.

21a. Ellis JE, Hair GA, Lindsay MK, Ansari, AA, Sundstrom JB. Fetal cord blood mononuclear cells that are collected at term from HIV-1 infected women harbor transcriptionally active integrated proviral DNA. Am J Obstet Gynecol 2007; 197(4): 371.e1-6.

22. Jaspan HB, Robinson JE, Amedee AM, Van Dyke RB, Garry RF. Amniotic fluid has higher relative levels of lentivirus-specific antibodies than plasma and can contain neutralizing antibodies. J Clin Virol 2004;31(3):190-7.

23. Magder LS, Mofenson L, Paul ME, et al. Risk factors for in utero and intrapartum transmission of HIV. J Acquir Immune Defic Syndr 2005;38(1):87-9.

24. European, Group CS. Cesarean section and risk of vertical transmission of HIV-1. Lancet 1994;343:1464-7.

25. The WGoM-T-CToH. Rates of mother-to-child transmission of HIV-1 in Africa, America, and Europe: results from 13 perinatal studies. The Working Group on Mother-To-Child Transmission of HIV. J Acquir Immune Defic Syndr Hum Retrovirol 1995;8(5):506-10.

26. European CS. Children born to women with HIV-1 infection: natural history and risk of transmission. Lancet 1991;337:253-60.

27. Mandelbrot L, Mayaux MJ, Bongain A, et al. Obstetric factors and mother-to-child transmission of human immunodeficiency virus type 1: the French perinatal cohorts. SEROGEST French Pediatric HIV Infection Study Group. Am J Obstet Gynecol 1996;175(3 Pt 1): 661-7.

28. Hutto C, Parks WP, Lai S, et al. A hospital-based prospective study of perinatal infection with human immunodeficiency virus type 1. J Pediatr 1991;118(3):347-53.

29. Connor EM, Sperling RS, Gelber R, et al. Reduction of maternal-infant transmission of human immunodeficiency virus type 1 with zidovudine treatment. New Engl J Med 1994;331(18):1173-80.

30. Landesman SH, Kalish LA, Burns DN, et al. Obstetrical factors and the transmission of human immunodeficiency virus type 1 from mother to child. The Women and Infants Transmission Study [see comments]. N Engl J Med 1996;334(25):1617-23.

31. Ryder RW, Nsa W, Hassig SE, et al. Perinatal transmission of the human immunodeficiency virus type 1 to infants of seropositive women in Zaire. New Engl J Med 1989;320(25):1637-42.

32. St Louis ME, Kamenga M, Brown C, et al. Risk for perinatal HIV-1 transmission according to maternal immunologic, virologic, and placental factors. J Am Med Assoc 1993;269(22):2853-9.

33. Moodley D, Bobat RA, Coutsoudis A, Coovadia HM. Caesarean section and vertical transmission of HIV-1. Lancet 1994;344(8918):338.

34. Vuthipongse P. Administration of zidovudine during late pregnancy and delivery to prevent perinatal HIV

transmission - Thailand, 1996-1998. MMWR Morb Mortal Wkly Rep 1998;47(8):151-4.

35. Shaffer N, Bhiraleus P, Chinayon P, al. e. High viral load predicts perinatal HIV-1 subtype E transmission. In: 11th International Conference on AIDS; 1996; Vancouver; 1996.

35a. Warszawski J, Tubiana R, Le Chenadec et al. for the ANRS French Perinatal Cohort. Mother to child transmission despite antiretroviral therapy in the ANRS French Perinatal Cohort. AIDS 2008;22(2):289-99.

36. Borkowsky W, Rigaud M, Krasinski K, Moore T, Lawrence R, Pollack H. Cell-mediated and humoral immune responses in children infected with human immunodeficiency virus during the first four years of life. J Pediatr 1992;120(3):371-5.

37. Jackson JB, Kataaha P, Hom DL, et al. Beta 2-microglobulin, HIV-1 p24 antibody and acid-dissociated HIV-1 p24 antigen levels: predictive markers for vertical transmission of HIV-1 in pregnant Ugandan women. AIDS 1993;7(11):1475-9.

38. Thomas PA, Weedon J, Krasinski K, et al. Maternal predictors of perinatal human immunodeficiency virus transmission. The New York City Perinatal HIV Transmission Collaborative Study Group. Pediatr Infect Dis J 1994;13(6):489-95.

39. Newell ML, Dunn DT, Peckham CS, Semprini AE, Pardi G. Vertical transmission of HIV-1: maternal immune status and obstetric factors. The European Collaborative Study. AIDS 1996;10(14):1675-81.

40. Dickover RE, Garratty EM, Herman SA, et al. Identification of levels of maternal HIV-1 RNA associated with risk of perinatal transmission. Effect of maternal zidovudine treatment on viral load [see comments]. J Am Med Assoc 1996;275(8):599-605.

41. Borkowsky W, Krasinski K, Cao Y, et al. Correlation of perinatal transmission of human immunodeficiency virus type 1 with maternal viremia and lymphocyte phenotypes. J Pediatr 1994;125(3):345-51.

42. Fang G, Burger H, Grimson R, et al. Maternal plasma human immunodeficiency virus type 1 RNA level: a determinant and projected threshold for mother-to-child transmission. Proc Natl Acad Sci U S A 1995;92(26):12100-4.

43. Sperling RS, Shapiro DE, Coombs RW, et al. Maternal viral load, zidovudine treatment, and the risk of transmission of human immunodeficiency virus type 1 from mother to infant. Pediatric AIDS Clinical Trials Group Protocol 076 Study Group. N Engl J Med 1996;335(22):1621-9.

44. O'Shea S, Newell ML, Dunn DT, et al. Maternal viral load, CD4 cell count and vertical transmission of HIV-1. J Med Virol 1998;54(2):113-7.

45. Mofenson LM, Lambert JS, Stiehm ER, et al. Risk factors for perinatal transmission of human immunodeficiency virus type 1 in women treated with zidovudine. Pediatric AIDS Clinical Trials Group Study 185 Team. N Engl J Med 1999;341(6):385-93.

46. Ioannidis JPA, Abrams EJ, Ammann A, et al. Perinatal transmission of human immunodeficiency virus type 1 by pregnant women with RNA virus loads <1000 copies/mL. J Infect Dis 2001;183(4):539-45.

47. Garcia PM, Kalish LA, Pitt J, et al. Maternal levels of plasma human immunodeficiency virus type 1 RNA and the risk of perinatal transmission. Women and Infants Transmission Study Group. N Engl J Med 1999;341(6):394-402.

48. European CS. Maternal viral load and vertical transmission of HIV-1: an important factor but not the only one. AIDS 1999;13:1388-5.

48a. Arvold ND, Ngo-Giang-Huong N, McIntosh K et al. Maternal HIV-1 DNA load and mother to child transmission. AIDS Patient Care STDS 2007;21(9):638-43.

49. Scarlatti G, Leitner T, Hodara V, et al. Neutralizing antibodies and viral characteristics in mother-to-child transmission of HIV-1. AIDS 1993;7(2):9269-370.

50. Khouri YF, McIntosh K, Cavacini L, et al. Vertical Transmission of HIV-1. Correlation with Maternal Viral Load and Plasma Levels of CD4 Binding Site Anti-gp120 antibodies. J Clin Invest 1995;95:732-37.

51. Robertson Ca, Mok JYQ, Froebel KS, et al. Maternal Antibodies to gp120 V3 Sequence Do Not Correlate with Protection against Vertical Transmission of Human Immunodeficiency Virus. J Infect Dis 1992;166:704-9.

52. Markham RB, Coberly J, Ruff AJ, et al. Maternal IgG1 and IgA antibody to V3 loop concensus sequence and maternal-infant HIV-1 transmission. Lancet 1994;343:390-91.

53. Husson RN, Lan Y, Kojima E, Venzon D, Mitsuya H, McIntosh K. Vertical transmission of human immunodeficiency virus type 1: autologous neutralizing antibody, virus load, and virus phenotype. J Pediatr 1995;126(6):865-71.

54. Chuachoowong R, Shaffer N, VanCott TC, et al. Lack of association between human immunodeficiency virus type 1 antibody in cervicovaginal lavage fluid and plasma and perinatal transmission, in Thailand. J Infect Dis 2000;181(6):1957-63.

55. Scarlatti G, Leitner T, Halapi E, et al. Comparison of variable region 3 sequences of human immunodeficiency virus type 1 from infected children with the RNA and DNA sequences of the virus populations of their mothers. Proc Natl Acad Sci U S A 1993;90(5):1721-5.

56. Contag CH, Ehrnst A, Duda J, et al. Mother-to-infant transmission of human immunodeficiency virus type 1

involving five envelope sequence subtypes. J Virol 1997; 71(2):1292-300.

57. De Rossi A, Ometto L, Masiero S, Zanchetta M, Chieco Bianchi L. Viral phenotype in mother-to-child HIV-1 transmission and disease progression of vertically acquired HIV-1 infection. Acta Paediatr Suppl 1997;421:22-8.

58. Guevara H, Casseb J, Zijenah LS, et al. Maternal HIV-1 antibody and vertical transmission in subtype C virus infection. J Acquir Immune Defic Syndr 2002;29(5):435-40.

59. LaRussa P, Magder LS, Pitt J, et al. Association of HIV-1 viral phenotype in the MT-2 assay with perinatal HIV transmission. J Acquir Immune Defic Syndr 2002; 30(1):88-94.

60. Renjufi B, Gilbert P, Chaplin B, et al. Preferential in utero transmission of HIV-1 subtype C as compared to HIV-1 subtype A or D. AIDS 2004;18(12):1629-36.

61. Pillay K, Coutsoudis A, Agadzi Naqvi AK, Kuhn L, Coovadia HM, Janoff EN. Secretory leukocyte protease inhibitor in vaginal fluids and perinatal human immunodeficiency virus type 1 transmission. J Inf Dis 2001; 183(4):653-6.

62. Schwartz DA, Sungkarat S, Shaffer N, et al. Placental abnormalities associated with human immunodeficiency virus type 1 infection and perinatal transmission in Bangkok, Thailand. J Infect Dis 2000;182(6):1652-7.

63. Zachar V, Fazio Tirrozzo G, Fink T, et al. Lack of protection against vertical transmission of HIV-1 by interferons produced during pregnancy in a cohort from east African Republic of Malawi. J Med Virol 2000;61(2):195-200.

64. Patterson BK, Behbahani H, Kabat WJ, et al. Leukemia inhibitory factor inhibits HIV-1 replication and is upregulated in placentae from nontransmitting women. J Clin Invest 2001;107(3):287-94.

65. John GC, Rousseau C, Dong T, et al. Maternal SDF1 3'A polymorphism is associated with increased perinatal human immunodeficiency virus type 1 transmission. J Virol 2000;74(12):5736-9.

66. Burns DN, Landesman S, Muenz LR, et al. Cigarette smoking, premature rupture of membranes, and vertical transmission of HIV-1 among women with low CD4(+) levels. J Acquir Immune Defic Syndr 1994;7(7):718-26.

67. Bulterys M, Chao A, Dushimimana A, et al. Multiple sexual partners and mother-to-child transmission of HIV-1. AIDS 1993;7(12):1639-45.

68. Newell ML, Peckham C. Risk factors for vertical transmission of HIV-1 and early markers of HIV-1 infection in children. AIDS 1993;7(Suppl 1):S91-7.

69. Semba RD, Miotti PG, Chiphangwi JD, al. e. Maternal vitamin A deficiency and mother-to-child transmission of HIV-1. Lancet 1994;343:1593-7.

69 a. Cowan FM, Humphrey JH, Ntozini R, Mutasa K, Morrow R, Iliff P. Maternal Herpes simplex virus type 2 infection, syphillis and risk of intra partum transmission of HIV-1: results of a case-control study. AIDS 2008; 22(2): 193-201.

70. John GC, Nduati RW, Mbori Ngacha DA, et al. Correlates of mother-to-child human immunodeficiency virus type 1 (HIV-1) transmission: Association with maternal plasma HIV-1 RNA load, genital HIV-1 DNA shedding, and breast infections. J Infect Dis 2001;183 (2):206-12.

71. European, Group CS. Risk factors for mother-to-child transmission of HIV-1. Lancet 1992;339:1007-12.

72. Minkoff H, Burns DN, Landesman S, et al. The relationship of the duration of ruptured membranes to vertical transmission of human immunodeficiency virus. Am J Obstet Gynecol 1995;173(2):585-9.

73. Mandelbrot L, Le Chenadec J, Berrebi A, et al. Perinatal HIV-1 transmission - Interaction between zidovudine prophylaxis and mode of delivery in the french perinatal cohort. J Am Med Assoc 1998;280(1):55-60.

74. Goldenberg RL, Vermund SH, Goepfert AR, Andrews WW. Choriodecidual inflammation: a potentially preventable cause fo perinatal HIV-1 transmission. Lancet 1998;352:1927-30.

75. MacDonald KS, Embree JE, Nagelkerke NJD, et al. The HLA A2/6802 supertype is associated with reduced risk of perinatal human immunodeficiency virus type 1 transmission. J Inf Dis 2001;183(3):503-6.

76. Patterson KB, Leone, PA, Fiscus SA et al. Frequent detection of acute HIV-infection in pregnant women. AIDS 2007;21(17):2303-8.

76a. Galli L, Puliti D, Chiappini E et al. Lower mother to child HIV-transmission in boys is independent of type of delivery and antiretroviral prophylaxis: the Italian Register for HIV-Infection in Children). J Acquir Immune Defic Syndr 2005;40(4):479-85

76b. www.g-ba.de/downloads/39-261-484/2007-09-13-Mutter-HIV_BAnz.pdf

76c. Kuhn L, Coutsoudis A, Moodley D, et al. T-helper cell responses to HIV envelope peptides in cord blood: Protection against intrapartum and breast-feeding transmission. AIDS 2001;15(1):1-9.

77. Dabis F, Ekpini ER. HIV-1/AIDS and maternal and child health in Africa. Lancet 2002;359(9323):2097-104.

78. Mofenson LM, McIntyre JA. Advances and research directions in the prevention of mother-to-child HIV-1 transmission. Lancet 2000;355(9222):2237-44.

79. Lutz-Friedrich R, Grubert TA, Kästner R, Wintergerst U, Notheis G, PAAD. Combination of ZDV treatment during pregnancy and elective Cesarean Section results in a vertical HIV-1 transmission rate lower than 2

%. In: 12th World AIDS Conference; 1998; Geneva; 1998.

80. Kind C, Rudin C, Siegrist CA, et al. Prevention of vertical HIV transmission: additive protective effect of elective Cesarean section and zidovudine prophylaxis. Swiss Neonatal HIV Study Group. AIDS 1998;12(2):205-10.

81. Stringer JS, Rouse DJ, Goldenberg RL. Prophylactic cesarean delivery for the prevention of perinatal human immunodeficiency virus transmission: the case for restraint. J Am Med Assoc 1999;281(20):1946-9.

82. Semprini AE, Castagna C, Ravizza M, et al. The incidence of complications after caesarean section in 156 HIV-positive women. AIDS 1995;9(8):913-7.

83. Grubert TA, Reindell D, Kästner R, Lutz-Friedrich R, Belohradsky BH, Dathe O. Complications after caesarean section in HIV-1 infected women not taking antiretroviral treatment. Lancet 1999;354(9190):1612-3.

84. Mrus JM, Goldie SJ, Weinstein MC, Tsevat J. The cost-effectiveness of elective Cesarean delivery for HIV-infected women with detectable HIV RNA during pregnancy. Aids 2000;14(16):2543-52.

85. European-Collaborative-Study. HIV-infected pregnant women and vertical transmission in Europe since 1986. AIDS 2001;16(6):761-70.

86. Minkoff H, Ahdieh L, Watts H, et al. The relationship of pregnancy to the use of highly active antiretroviral therapy. Am J Obstet Gynecol 2001;184(6):1221-7.

87. Cooper ER, Charurat M, Mofenson L, et al. Combination antiretroviral strategies for the treatment of pregnant HIV-1-infected women and prevention of perinatal HIV-1 transmission. J Acquir Immune Defic Syndr 2002;29(5):484-94.

88. Demas PA, Webber MP, Schoenbaum EE, et al. Maternal adherence to the zidovudine regimen for HIV-exposed infants to prevent HIV infection: a preliminary study. Pediatrics 2002;110(3):e35.

89. Meda N, Leroy V, Viho I, et al. Field acceptability and effectiveness of the routine utilization of zidovudine to reduce mother-to-child transmission of HIV-1 in West Africa. Aids 2002;16(17):2323-8.

90. Wilfert CM. Beginning to make progress against HIV. N Engl J Med 1996;335(22):1678-80.

91. Shaffer N, Chuachoowong R, Mock PA, et al. Short-course zidovudine for perinatal HIV-1 transmission in Bangkok, Thailand: a randomised controlled trial. Bangkok Collaborative Perinatal HIV Transmission Study Group. Lancet 1999;353(9155):773-80.

92. Chuachoowong R, Shaffer N, Siriwasin W, et al. Short-course antenatal zidovudine reduces both cervicovaginal human immunodeficiency virus type 1 RNA levels and risk of perinatal transmission. J Infect Dis 2000;181(1):99-106.

93. Lallemant M, Jourdain G, Le Coeur S, et al. A trial of shortened zidovudine regimens to prevent mother-to-child transmission of human immunodeficiency virus type 1. New Engl J Med 2000;343(14):982-91.

94. Agbaria R, Manor E, Barak J, Balzarini J. Phosphorylation of 3'-Azidothymidine in maternal and fetal peripheral blood mononuclear cells during gestation and at term. J Acquir Immune Defic Syndr 2003;32:477-81.

95. Qian M, Bui T, Ho RJY, al e. Metabolism of 3'-Azido-3'Deoxythymidine (AZT) in human placental trophoblasts and Hofbauer Cells. Biochemical Pharmacology 1994;48:383-9.

96. Salzberger B, Marcus U, Vielhaber B et al. German-Austrian recommendations for the antiretroviral therapy of HIV-infection (status May 2004). Eur J Med Res 2004;9(11):491-504.

96b. www.rki.de/cln_049/nn_196014/DE/Content/InfAZ/H/HIVAIDS/Empfehlungen

97. Coll O, Fiore S, Floridia M, al e. Pregnancy and HIV-infection: A european consensus on management. AIDS 2002;16 (Suppl 2):S1-8.

98. Minkoff H, Augenbraun M. Antiretroviral therapy for pregnant women. Am J Obstet Gynecol 1997;176: 478-89.

99. CDC. Public Health Service Task Force Recommendations for the Use of Antiretroviral Drugs in Pregnant Women Infected with HIV-1 for Maternal Health and for Reducing Perinatal HIV-1 Transmission in the United States. MMWR 1998;47(RR-2):1 - 30.

100. Moodley J, Moodley D, Pillay K, et al. Pharmacokinetics and antiretroviral activity of lamivudine alone or when coadministered with zidovudine in human immunodeficiency virus type-1 infected pregnant women and their offspring. J Inf Dis 1998;178:1327-33.

101. Grubert TA, Wintergerst U, Lutz Friedrich R, Belohradsky BH, Rolinski B. Long-term antiretroviral combination therapy including lamivudine in HIV-1 infected women during pregnancy. AIDS 1999;13(11): 1430-1.

102. Clarke JR, Braganza R, Mirza A, et al. Rapid development of genotypic resistance to lamivudine when combined with zidovudine in pregnancy. J Med Virol 1999;59(3):364-8.

103. Mandelbrot L, Peytavin G, Firtion G, Farinotti R. Maternal-fetal transfer and amniotic fluid accumulation of lamivudine in human immunodeficiency virus–infected pregnant women. Am J Obstet Gynecol 2001;184: 253-58.

104. Mandelbrot L, Landreau Mascaro M, Rekacewicz C, et al. Lamivudine-zidovudine combination for prevention of maternal-infant transmission of HIV-1. J Am Med Assoc 2001;285(16):2083-93.

105. Chaisilwattana P, Chokephaibulkit K, Chalermchockcharoenkit A, et al. Short-Course Therapy with Zidovudine Plus Lamivudine for Prevention of Mother-to-Child Transmission of Human Immunodeficiency Virus Type 1 in Thailand. Clin Infect Dis 2002;35(11):1405-13.

106. Barret B, Tardieu M, Rustin P, al e. Persistent mitochondrial dysfunction in HIV-1-exposed but uninfected infants: clinical screening in a large prospective cohort. AIDS 2003;17:1769-85.

107. Blanche S, Tardieu M, Rustin P, et al. Persistent mitochondrial dysfunction and perinatal exposure to antiretroviral nucleoside analogues. Lancet 1999;354(9184): 1084-9.

108. Dorenbaum A, Cunningham CK, Gelber RD, et al. Two-dose intrapartum/newborn nevirapine and standard antiretroviral therapy to reduce perinatal HIV transmission: A randomized trial. J Am Med Assoc 2002; 288(2):189-98.

109. Cunningham CK, Chaix ML, Rekacewicz C, et al. Development of resistance mutations in women receiving standard antiretroviral therapy who received intrapartum nevirapine to prevent perinatal human immunodeficiency virus type 1 transmission: A substudy of pediatric AIDS clinical trials group protocol 316. J Inf Dis 2002;186(2):181-8.

110. A Phase IIb randomized, controlled trial to evaluate the safety, tolerynce, and HIV vertical transmission rates associated with short course nevirapine (NVP) vs. short course zidovudine (ZDV) in HIV infected pregnant women and their infants in Uganda - Executive summary - HIVNET 012 Preliminary Report. National Institute of Allergy and Infectious Diseases, USA, 1999. (Accessed http://www.niaid.nih.gov/newsroom/simple/exec.htm, at

111. Guay LA, Musoke P, Fleming T, et al. Intrapartum and neonatal single-dose nevirapine compared with zidovudine for prevention of mother-to-child transmission of HIV-1 in Kampala, Uganda: HIVNET 012 randomised trial. Lancet 1999;354(9181):795-802.

112. Eshleman SH, Mracna M, Guay LA, et al. Selection and fading of resistance muations in women and infants receiving nevirapine to prevent HIV-1 vertical transmission (HIVNET 012). AIDS 2001;15(15):1951-57.

113. Marseille E, Kahn JG, Mmiro FA, et al. Cost effectivness of single-dose nevirapine regimen for mothers and babies to decrease vertical HIV-1 transmission in subsaharan Africa. Lancet 1999;354:803-09.

114. Quaghebeur A, Mutunga L, Mwanyumba F, Mandaliya K, Verhofstede C, Temmerman M. Low efficacy of nevirapine (HIVNET012) in preventing perinatal HIV-1 trnsmission in a real-life situation. AIDS 2004;18(13): 1854-6.

114a. McConell M, Bakaki P, Eure C et al. Effectiveness of repeat singel-dose nevirapine for prevention of mother-to-child transmission of HIV-1 in repeat pregnancies in Uganda. J Acquir Immune Defic Syndr 2007; 46(3): 291-6.

114b. Chi BH, Sinkala M, Mbewe F et al. Single-dose tenofovir and emtricitabine for reduction of viral resistance to non-nucleoside reverse transcriptase inhibitor drugs in women given intrapartum nevirapine for perinatal HIV prevention: an open label randomised trial. Lancet 2007; 370(9600): 1668-70

115. PACTG-1022-Study-Team. Maternal toxicity with continuous nevirapine in pregnancy: Results from PACTG 1022. J Acquir Immune Defic Syndr 2004;36(3): 772-6.

116. Vithayasai V, Hawkins D, Subjatura V, al. e. Safety and efficacy of Saquinavir-soft-gelatin capsules + Zidovudine + optional Lamivudine in pregnancy and prevention fo vertical HIV-transmission. In: Seventh European Conferenc on Clinical Aspects and Treatment of HIV Infection; 1999; Lisboa - Portugal; 1999. p. Abstract # 1215.

117. McGowan JP, Crane M, Wizinia AA, Blum S. Combination antiretroviral therapy in Human Immunodeficiency Virus-infected pregnant women. Obstet Gynecol 1999;94(5):641-6.

118. Morris AB, Cu Uvin S, Harwell JI, et al. Multicenter review of protease inhibitors in 89 pregnancies. J Acquir Immune Defic Syndr 2000;25(4):306-11.

118a. Gingelmaier A, Kurowski M, Kästner R, Eberle J, Mylonas I, Belohradsky BH, Friese K, Grubert TA. Placental transfer and pharmacokinetics of lopinavir and other protease inhibitors in combination with nevirapine at delivery. AIDS 2006; 20(13):1737-43.

118b. Ripamonti D, Cattaneo D, Maggiolo F et al. Atazanavir plus low-dose ritonavir in pregnancy: pharmacokinetics and placental transfer. AIDS 2007; 21(18): 2409-15.

119. Grosch-Wörner I, 26.5.98 CCB. German-Austrian guidelines for HIV-therapy during pregnancy. Eur J Med Res 1999;4:35-42.

120. Manavi K, McDonald A, Al-Sharqui A. Plasma lopinavir trough levels in a group of pregnant women on lopinavir, ritonavir, zidovudine, and lamivudine. AIDS. 2007 Mar 12;21(5):643-5.

121. Antiretroviral_Pregnancy_Registry. Antiretroviral pregnancy registry for didanosine, indinavir, lamivudine, saquinavir, stavudine, zalcitabine and zidovudine. Interim report - Jan 1, 1989, to Dec 31, 1996. interim report: Collaborative project managed by Bristol-Myers Squibb Co., Glaxo Wellcome, Hoffman-La Roche Inc., Merck and Co.; 1997 Jan 1, 1989, to Dec 31, 1996.

122. Lorenzi P, Spicher VM, Laubereau B, et al. Antiretroviral therapies in pregnancy: Maternal, fetal and neonatal effects. AIDS 1998;12(18):F241-f7.

123. Mirochnick M, Capparelli E. Pharmacokinetics of antiretrovirals in pregnant women. Clin Pharmacokinet 2004;43(15):1071-87.

123a. The Antiretroviral Pregnancy Registry: www.apregistry.com

124. Matheson PB, Abrams EJ, Thomas PA, et al. Efficacy of antenatal zidovudine in reducing perinatal transmission of human immunodeficiency virus type 1. The New York City Perinatal HIV Transmission Collaborative Study Group. J Infect Dis 1995;172(2):353-8.

125. Wade NA, Birkhead GS, Warren BL, et al. Abbreviated regimens of zidovudine prophylaxis and perinatal transmission of the human immunodeficiency virus. N Engl J Med 1998;339(20):1409-14.

126. Kuhn L, Abrams EJ, Weedon J, et al. Disease progression and early viral dynamics in human immunodeficiency virus-infected children exposed to zidovudine during prenatal and perinatal periods. J Infect Dis 2000; 182(1):104-11.

127. Lipshultz SE, Easley KA, Orav EJ, et al. Absence of cardiac toxicity of zidovudine in infants. Pediatric Pulmonary and Cardiac Complications of Vertically Transmitted HIV Infection Study Group. N Engl J Med 2000; 343(11):759-66.

127a. Feiterna-Sperling C, Weizsaecker K, Bührer C, Casteleyn S, Loui A, Schmitz T, Wahn V, Obladen M. Hematologic effects of maternal antiretroviral therapy and transmission prophylaxis in HIV-1-exposed uninfected newborn infants. J Acquir Immune Defic Syndr. 2007 May 1;45(1):43-51.

128. Noguera A, Fortuny C, Munoz-Almagro C, et al. Hyperlactatemia in human immunodeficiency virus-infected infants who are exposed to antiretrovirals. Pediatrics 2004;114(5):e598-603.

129. Divi RL, Walker VE, Wade N, et al. Mitochondrial damage and DNA depletion in cord blood and umbilical cord from infants exposed in utero to Combivir. AIDS 2004;18(7):1013-21.

130. Lambert JS, Watts DH, Mofenson L, et al. Risk factors for preterm birth, low birth weight, and intrauterine growth retardation in infants born to HIV-infected pregnant women receiving zidovudine. AIDS 2000;14(10): 1389-99.

131. European-Collaborative-Study, Swiss-Mother+Child-HIV-Cohort-Study. Combination antiretroviral therapy and duration of pregnancy. AIDS 2000;14(18): 2913-20.

132. Thorne C, Patel D, Newell ML. Increased risk of adverse pregnancy outcomes in HIV-infected women treated with highly active antiretroviral therapy in Europe. AIDS 2004;18(17):2337-9.

133. Tuomala RE, Shapiro DE, Mofenson LM, et al. Antiretroviral therapy during pregnancy and the risk of an adverse outcome. NEW ENGL J MED 2002;346(24): 1863-70.

133a. Martin R and Taylor GP. Increased rates of preterm delivery are associated with the initiation of highly antiretroviral therapy during pregnancy: a single-center cohort study. J Inf Dis 2007;196(4): 558-61.

133b. Gingelmaier A, Hollwitz B, Casteleyn S et al. Course of Pregnancies and Fetal Outcome of 599 HIV-Exposed Pregnancies in German Reference Centers 1999 - 2003. Geburtsh Frauenheilk 2005; 65: 1058-1063.

134. Wimalasundera RC, Larbalestier N, Smith JH, et al. Pre-eclampsia, antiretroviral therapy, and immune reconstitution. Lancet 2002;360(9340):1152.

135. Kind C, Brandle B, Wyler CA, et al. Epidemiology of vertically transmitted HIV-1 infection in Switzerland: results of a nationwide prospective study. Swiss Neonatal HIV Study Group. Eur J Pediatr 1992;151(6):442-8.

136. Villari P, Spino C, Chalmers TC, Lau J, Sacks HS. Cesarean Section to reduce perinatal transmission of human immunodeficiency virus. Online J Curr Clin Trials 1993;1993(74):Doc. #74.

137. Dunn DT, Newell ML, Mayaux MJ, et al. Mode of delivery and vertical transmission of HIV-1: a review of prospective studies. Perinatal AIDS Collaborative Transmission Studies. Journal of Acquired Immune Deficiency Syndromes 1994;7(10):1064-6.

138. Read JS, The IPHG. The mode of delivery and the risk of vertical transmission of human immunodeficiency virus type 1 - A meta-analysis of 15 prospective cohort studies. N Engl J Med 1999;340(13):977-87.

139. Parazzini F, The-European-Mode-of-Delivery-Collaboration. Elective caesarean-section versus vaginal delivery in prevention of vertical HIV-1 transmission: a randomised clinical trial. Lancet 1999;353:1035-39.

140. Schäfer APA, Friese K. Maßnahmen zur Senkung des maternofetalen Transmissionsrisikos. Dt Ärztebl 1996;93:A 2234 - 6.

141. Towers CV, Deveikis A, Asrat T, Major C, Nageotte MP. A "bloodless cesarean section" and perinatal transmission of the human immunodeficiency virus. Am J Obstet Gynecol 1998;179(3 Pt 1):708-14.

142. Marcollet A, Goffinet F, Firtion G, et al. Differences in postpartum morbidity in women who are infected with the human immunodeficiency virus after elective cesarean delivery, emergency delivery, or vaginal delivery. Am J Obstet Gynecol 2002;186:784-9.

143. Avidan MS, Groves P, Blott M, et al. Low complication rate associated with cesarean section under spinal

anesthesia for HIV-1-infected women on antiretroviral therapy. Anesthesiology 2002;97(2):320-4.

143a. Jamieson DJ, Read JS, Kourtis AP et al. Cesarean delivery for HIV-infected women: recommendations and controversies. Am J Obstet Gynecol 2007; 197(3 Suppl):S96-100.

144. Bertolli J, St. Louis ME, Simonds RJ, et al. Estimating the timing of mother-to-child transmission of human immunodeficiency virus in a breast-feeding population in Kinshasa, Zaire. J Infect Dis 1996;174(4):722-6.

145. Simonon A, Lepage P, Karita E, et al. An assessment of the timing of mother-to-child transmission of human immunodeficiency virus type 1 by means of polymerase chain reaction. J Acquir Immune Defic Syndr 1994;7(9): 952-7.

146. Van de Perre P. Postnatal transmission of human immunodeficiency virus type 1: the breast-feeding dilemma. Am J Obstet Gynecol 1995;173(2):483-7.

147. Ekpini ER, Wiktor SZ, Satten GA, Adjorlolo-Johnson GT, Sibailly TS. Late postnatal mother-to-child transmission of HIV-1 in Abidjan Cote d'Ivoire. The Lancet 1997;349:1054-59.

148. Dunn DT, Newell ML, Ades AE, Peckham CS. Risk of human immunodeficiency virus type 1 transmission through breastfeeding. Lancet 1992;340(8819):585-8.

149. Van de Perre P, Meda N, Cartoux M, Leroy V, Dabis F. Late postnatal transmission of HIV-1 and early weaning. Lancet 1997;350(9072):221.

150. Semba RD, Kumwenda N, Hoover DR, et al. Human immunodeficiency virus load in breast milk, mastitis, and mother-to-child transmission of human immunodeficiency virus type 1. J Infect Dis 1999;180(1):93-8.

150a. Chung MH, Kiarie JN, Richardson BA et al. Independent effects of nevirapine prophylaxis and HIV-1 RNA suppression in breast milk on early HIV-1 transmission. J AIDS 2007; 46 (4): 472-8.

150b. Mother-to-child transmission of HIV among women who chose not to exclusively breastfeed their infants in Pune, India. Indian J Med Res 2007;126(2):131-4.

151. Embree JE, Njenga S, Datta P, et al. Risk factors for postnatal mother-child transmission of HIV-1. AIDS 2000;14(16):2535-41.

152. Fawzi W, Msamanga G, Spiegelman D, et al. Transmission of HIV-1 Through Breastfeeding Among Women in Dar es Salaam, Tanzania. J Acquir Immune Defic Syndr 2002;31(3):331-8.

153. Nduati R, Richardson BA, John G, et al. Effect of breastfeeding on mortality among HIV-1 infected women: A randomised trial. Lancet 2001;357(9269):1651-5.

154. Newell M-L. Does breastfeeding really affect mortality among HIV-1 infected women. Lancet 2001;357: 1634-5.

155. Latham MC. Breast feeding reduces morbidity. The risk of HIV transmission requires risk assessment - not a shift to formula feeds. Br Med J 1999;318:1303-4.

156. Biggar RJ, Miotti PG, Taha TE, et al. Perinatal intervention trial in Africa: effect of a birth canal cleansing intervention to prevent HIV transmission. Lancet 1996; 347:1647-50.

157. Mandelbrot L, Msellati P, Meda N, et al. 15 Month follow up of African children following vaginal cleansing with benzalkonium chloride of their HIV infected mothers during late pregnancy and delivery. Sex Transm Infect 2002;78(4):267-70.

158. Grubert T, Lutz-Friedrich R. Schwangeren-Betreuung und Geburtshilfe bei HIV-infizierten Frauen. Münchner Medizinische Wochenschrift 1997 28. November 1997;Sect. 88 - 93.

159. Deutsch-Österreichische Empfehlungen zur HIV-Therapie in der Schwangerschaft. Update 2005. http://www.rki.de. 2005.
(Accessed at http://www.rki.de.)

160. European CS. AIDS 2004;18:2337.

161. European-Collaborative-Study. Exposure to Antiretroviral Therapy in Utero or Early Life: the Health of Uninfected Children Born to HIV-Infected Women. J Acquir Immune Defic Syndr 2003;32(4):380-7.

162. Welles SL, Pitt J, Colgrove R, et al. HIV-1 genotypic zidovudine drug resistance and the risk of maternal-infant transmission in the Women and Infants Transmission Study. AIDS 2000;14(3):263-71.

163. Gingelmaier A, Eberle J, Kästner R, et al. Maternal viral genotypic resistance testing in pregnancy. In: XIII World AIDS Conference; 2000; Durban, South Africa; 2000.

164. Niehues T, Walter H, Homeff G, Wahn V, Schmidt B. Selective vertical transmission of HIV: lamivudine-resistant maternal clone undetectable by conventional resistance testing. AIDS 1999;13(17).

1.6. Plazentagängigkeit antiretroviraler Medikamente

Der Einsatz einer hochaktiven antiretroviralen Therapie (HAART) in der Schwangerschaft ist in den letzten Jahren zur Routine geworden. Diese wird inzwischen sowohl zur notwendigen mütterlichen Therapie der HIV-Infektion als auch zur alleinigen Prophylaxe, um die HIV-Übertragung auf das Kind zu verhindern, eingesetzt. Da fast alle antiretroviralen Medikamente, zumindest teilweise, die Plazentarschranke passieren können, ist das Ungeborene zunehmend den kurz- und langfristigen Folgen einer solchen Exposition in utero ausgesetzt. Das "Antiretroviral Pregnancy Registry" (www.apregristry.com) stellt die größte prospektive und retrospektive Datensammlung weltweit dar, deren primäres Ziel die Auswertung ART- und HIV-exponierter Neugeborener in Bezug auf eine mögliche Teratogenität ist. Bei inzwischen über 6000 dokumentierten HIV- und ART-exponierten Schwangerschaften ließ sich insgesamt gesehen keine erhöhte Fehlbildungsrate gegenüber einem Normalkollektiv feststellen. Allerdings gibt es einzelne Substanzen, z.B. Efavirenz, bei denen eine erhöhte Teratogenität sowohl im Tierversuch als auch beim Menschen nachgewiesen wurde und die deshalb bei Schwangeren möglichst nicht oder wenigstens nicht im ersten Trimenon eingesetzt werden sollen. Zu den kurzfristigen Folgen gehört aber auch eine mögliche Embryotoxizität. Bei antiretroviralen Medikamenten stehen hier Auswirkungen einer mitochondrialen Toxizität im Vordergrund, die z.B. für ein geringeres Geburtsgewicht verantwortlich sein können. So gibt es Hinweise darauf, dass zum Beispiel nukleosidartige Reverse-Transkriptase-Hemmer in der Schwangerschaft zu einer klinisch erfassbaren mitochondrialen Toxizität beim Neugeborenen führen können, die sogar zum Tod zweier Kinder geführt hat (1). Vor allem über die langfristigen Nebenwirkungen, z.B. eine erhöhte Onkogenität im späteren Lebensalter, die ebenfalls Folge einer mitochondrialen Toxizität sein können, wissen wir noch relativ wenig.

Um aber Auswirkungen der antiretroviralen Medikation auf die exponierten Kinder genauer untersuchen zu können, ist es wichtig zu wissen, ob und wieviel der zugeführten Substanzklasse über die Plazenta in den kindlichen Organismus übergeht. Grundsätzlich lässt sich sagen, dass die meisten Medikamente die Plazenta per einfacher Diffusion überwinden. Diese wiederum ist u.a. abhängig vom Molekulargewicht, Fettlöslichkeit und Proteinbindung der Substanz. Erleichterte Diffusion und aktiver, energieabhängiger Transport über die Plazenta stellen die anderen Formen des Plazentatransfers für Medikamente dar.

Die bisherigen Studienergebnisse werden im Folgenden nach Substanzklassen getrennt dargestellt.

1.6.1. Limitierungen der Studien

Die Untersuchung der Plazentagängigkeit von Medikamenten stellt sich in der Form limitiert dar, dass *in vivo* diese nur bei der Geburt durch die Messung der Medikamentenlevel im mütterlichen Blut im Verhältnis zum Nabelschnurblut festgestellt werden kann. Diese Ergebnisse reflektieren nur eine Momentaufnahme mit einer einzigen Messung und können auch nicht mit einem früheren Gestationsalter verglichen werden. Der Abstand zwischen der letzten Medikamentendosis und der Geburt stellt sich in den Untersuchungen sehr unterschiedlich lang dar und kann teilweise sehr lang (> 10 Stunden) sein. *In vitro*-Analysen hingegen am isolierten humanen Plazentaperfusionsmodell oder an Tiermodellen können ebenfalls nur sehr eingeschränkt die Wirklichkeit wiedergeben. Sastry (2) stellte 1999 in einem Review über Techniken, die den Plazentatransport untersuchen, fest, dass das *in vitro*-Modell nur teilweise das Gleichgewicht zwischen Mutter, Plazenta und Fetus reflektiert. Ebenso sei das Tiermodell aufgrund großer Unterschiede zwischen einer Plazenta beim Menschen und beim Tier nur bedingt auf den Menschen übertragbar. Der Plazentametabolismus selbst dürfte einen sehr großen Einflussfaktor darstellen, der bisher nur wenig erforscht wurde und vermutlich nur sehr schwierig *in vivo* überhaupt untersucht werden kann.

1.6.2. Nukleosid/-tidartige Reverse-Transkriptase-Hemmer (NRTI)

Da bei HIV-infizierten Schwangeren in der Regel eine Kombinationstherapie bestehend aus zwei NRTI und wahlweise einem Proteaseinhibitor (PI) oder einem nicht nukleosidalen Reverse-Transkriptase-Hemmer (NNRTI) eingesetzt wird, sind die NRTI fast immer involviert. Aufgrund des kausalen Zusammenhangs der NRTI mit einer mitochondrialen Toxizität kann der Einsatz dieser Substanzen bei nachgewiesenem gutem Plazentatransfer somit erhebliche Auswirkungen auf das ungeborene Kind haben.

AZT (Azidothymidin) ist nicht nur das älteste antiretrovirale Medikament, das auf den Markt kam, sondern auch das erste, das sich in der Reduktion der vertikalen Transmission von HIV in der berühmten ACTG 076 Studie (3) als wirkungsvoll erwiesen hat. In Deutschland stellt es weiterhin das einzige antiretrovirale Medikament dar, das offiziell für die Behandlung von HIV-infizierten Schwangeren zugelassen ist. Es ist somit die bei Schwangeren am besten untersuchte antiretrovirale Substanz. Verschiedene Studien am Plazentaperfusionsmodell und Tiermodell zeigen einen schnellen und nahezu vollständigen Transfer von AZT bzw. des Glucuronid-Metaboliten über die Plazenta in beide Richtungen per einfacher Diffusion (4,5,6). Klinische Studien konnten dies bestätigen (7,8). Da AZT auch in die nukleäre DNA von Feten inkorporiert wird (9), erscheint hier nicht nur eine mitochondriale Toxizität, sondern auch eine erhöhte Karzinogenität der in utero HIV- und AZT-exponierten Kinder möglich.

Ein weiteres häufig in Kombination mit AZT in der Schwangerschaft angewandtes antiretrovirales Medikament ist das Lamivudin (3TC). Bloom et al. (10) wiesen an neun menschlichen Plazenten nach, dass Lamivudin die Plazenta ebenfalls durch einfache Diffusion überquert. Dies war unabhängig von der Anwesenheit von Zidovudin. *In vivo* konnte Mandelbrot (11) zusätzlich zeigen, dass 3TC im Fruchtwasser akkumuliert und teilweise der Fetus hier sehr hohen Konzentrationen ausgesetzt war. Das Verhalten mehrerer nukleosidartiger Reverse-Transkriptasehemmer gleichzeitig erforschten Bawdon et al. (12) am menschlichen Plazentamodell, nämlich von Zidovudin (AZT), Didanosin (DDI) und Zalcitabin (DDC). Alle drei Medikamente überwanden die Plazenta in hoher Konzentration bei einfacher Diffusion. Dies änderte sich auch nicht, wenn endogene Basen wie Thymidin, Inosin, Cytosin oder Dipyridamol hinzugegeben wurden. Im Tiermodell erreichte DDI nur 50 % der mütterlichen Plasmakonzentrationen im fetalen Kompartment (13). In einer neueren Arbeit von Chappuy et al. (14) konnte durch die Bestimmung der Ratio Nabelschnurblut zu mütterlichem Plasma (N-M-Ratio) bei der Geburt aufgezeigt werden, dass sich AZT, 3TC, Stavudin (D4T) sowie erstmals auch Abacavir (ABC) durch einen nahezu vollständigen Plazentatransfer (Ratio zwischen 1 und 1,3) ausweisen. Eine Ausnahme bildete auch hier DDI mit einer niedrigen Ratio von 0,38. Im Fruchtwasser wiesen sie für alle Substanzen sehr viel höhere Konzentrationen (Ratio von DDI=1,1 bis D4T=4,87) nach und erklärten dies mit der Urinausscheidung dieser Substanzen in das Fruchtwasser mit einem langsamen Abtransport über den Fruchtsack bzw. die Plazenta. Die Arbeitsgruppe sah außer für 3TC keinen Zusammenhang zwischen dem Zeitpunkt der letzten Medikamentendosis an die Mutter und der Höhe des Medikamentenlevels im Nabelschnurblut. Allerdings fanden die Messungen nicht zum Zeitpunkt der Peak-Konzentrationen statt. Für neuere NRTI wie Tenofovir (TDF) und Emtricitabin (FTC) gibt es keine klinischen Studien am Menschen, aber es ist davon auszugehen, dass ein relevanter Übertritt ins fetale Kompartiment stattfindet. Im Tierversuch an schwangeren Rhesusaffen zeigte sich bei einer allerdings sehr hohen Dosis von TDF ein signifikanter Plazentatransfer verbunden mit einer Wachstumsretardierung und Knochentoxizität (15). Trotz der hohen Studien-Dosierung muss man diese mögliche Embryotoxizität auch beim Menschen im Auge behalten.

Einschränkend für nahezu alle oben genannten Studien erweist sich, dass NRTI erst intrazellulär in ihre wirksame Form eines triphosphorylierten Derivats umgewandelt werden und in der Regel Plasmakonzentrationen der Substanz gemessen wurden. Das liegt daran, dass intrazelluläre Messmethoden technisch sehr schwierig durchführbar sind und hoher Probenmengen bedürfen.

1.6.3. Nicht nukleosidartige Reverse-Transkriptase-Hemmer (NNRTI)

Von den drei zur Zeit bekannten NNRTI (Nevirapin, Efavirenz, Delavirdin) spielt nur Nevirapin eine Rolle in der Therapie der schwangeren HIV-Patientin. Dieses wurde jedoch viele Jahre bevorzugt eingesetzt und erst über das Bekanntwerden verschiedener Nebenwirkungen, z.B. einer erhöhten Lebertoxizität bei Frauen mit guten Helferzellen sowie einer niedrigen Schwelle zu einer Resistenzentwicklung, war die Anwendung in der Schwangerschaft zurückgegangen. Delavirdin ist in Europa nicht zugelassen und Efavirenz sollte aufgrund seiner Teratogenität in der Schwangerschaft nicht eingesetzt werden.

Nevirapin überwindet die Plazenta schnell und nahezu vollständig (16,17). Diese Eigenschaft hat dazu geführt, dass es in Resource-poor-Settings Nevirapin als einmalige Gabe intrapartal und postpartal innerhalb von 48 bis 72 Stunden an das Neugeborene als alleinige vertikale Transmissionsprophylaxe gegeben wird. Falls jedoch die mütterliche Dosis weniger als 2 Stunden vor der Geburt des

Kindes gegeben wurde, erwies sich der kindliche Medikamentenspiegel von Nevirapin trotz der schnellen Absorption und Distribution in vielen Fällen zu niedrig (18). Das Neugeborene sollte deshalb eine zusätzliche Dosis Nevirapin direkt nach der Geburt erhalten. Als Nachteil dieser Therapie zeigte sich eine hohe Rate von spezifischen Resistenzmutationen bei der Mutter mit einer erniedrigten Wirksamkeit einer nachfolgenden notwendigen mütterlichen Nevirapintherapie (19). Aufgrund seiner pharmakokinetischen Eigenschaften mit einem schnellen Plazentatransfer hat Nevirapin weiter seinen Stellenwert zur raschen antiretroviralen Eskalation einer AZT-Monoprophylaxe in Risikosituationen z.B. beim Auftreten eines vorzeitigen Blasensprungs.

1.6.4. Proteaseinhibitoren

Proteaseinhibitoren zeichnen sich in der Regel durch eine hohe Proteinbindung (>85 %) sowie eine hohe Molekülgröße aus und sind Substrate aktiver Transportsysteme der Zelle, vor allem P-Glycoprotein (20). Diese Faktoren führen dazu, dass Proteaseinhibitoren meist eine geringe Plazentagängigkeit aufweisen und somit keine ausreichenden Wirkspiegel im fetalen Kompartiment im Sinne einer Postexpositionsprophylaxe bei der Geburt besitzen. PI erweisen sich daher ungeeignet für eine rasche Therapieeskalation schwangerer Frauen, da ihr Wirkmechanismus der Reduktion der vertikalen HIV-Transmission zum größten Teil auf der Senkung der mütterlichen Viruslast beruht.

Lange Zeit war Nelfinavir der PI, für den die meisten Erfahrungen bei Schwangeren vorlagen. Aufgrund der fehlenden Möglichkeit zum Boostern mit Ritonavir (RTV) ist dieser jedoch auch bei Schwangeren im Vergleich zu geboosterten PI in den Hintergrund getreten. Inzwischen gibt es vorwiegend Berichte über den Einsatz von geboosterten Lopinavir (LPV/r) und alternativ geboostetes Saquinavir (SQV/r). Neuere PI wie z.B. Atazanavir, Tipranavir und Darunavir werden noch zurückhaltend betrachtet.

Am Plazentamodell erforschten bereits Ender der 90er Jahre u.a. Casey and Bawdon (21), dass der Transfer von Ritonavir über die Plazenta sehr gering ist. Bei einer höheren Konzentration im "mütterlichen" Blut konnte zwar der Transfer erhöht werden, erreichte jedoch nie therapeutische Level. Mirochnick et al. (22) veröffentlichten dann 2002 erste Daten zu PI-Konzentrationen im Nabelschnurblut (ohne mütterliche Spiegel) und fanden für Indinavir (IDV), SQV, RTV und NFV zwischen 60 % und 80 % ihrer Proben keinen nachweisbaren Medikamentenlevel. Inzwischen gibt es bereits einige Publikationen zur Plazentagängigkeit *in vivo* an Hand der Ratio Nabelschnurblut im Vergleich zu mütterlichem Blut (N-M-Ratio). Ebenfalls 2002 erschien eine Arbeit von Marzolini et al. (23) mit vorwiegend N-M-Ratios von NFV mit sehr niedriger Plazentagängigkeit bei allerdings sehr langen Abständen zwischen mütterlicher Medikamentendosis und Geburt. Auch in einer anderen Untersuchung (24) waren die Medikamentenspiegel der Mutter bei der Geburt häufig unter dem zu erwartenden Talspiegel der PI. Dies hatte sehr niedrige Nabelschnurblutkonzentrationen und noch niedrige Fruchtwasserkonzentrationen (F-M-Ratio) für Nelfinavir, Ritonavir, Indinavir, Saquinavir und Amprenavir (APV) zur Folge. APV und NFV zeigten im Vergleich die höchste Plazentagängigkeit mit einer N-M-Ratio von 0,27 bzw. 0,24. In einer eigenen Arbeit (17) konnten wir dies für NFV bestätigen (N-M-Ratio 0,24), jedoch auch LPV hatte einen vergleichbaren Plazentatransfer (N-M-Ratio 0,22) (☞ Tab. 1.9). Der Effekt von P-

	N-M-Ratio (Range)		F-M-Ratio (Range)	
Nevirapin	1,02 (0,59-2,08)	n=21	0,75 (0,44-1,55)	n=20
Nelfinavir	0,24 (0,13-0,38)	n=8	0,14 (0,03-0,31)	n=6
Saquinavir	0,04 (0-0,07)	n=4	0,02 (0-0,04)	n=3
Lopinavir	0,22 (0,05-0,34)	n=11	0,08 (0,02-0,14)	n=10
Ritonavir babydose	0,11 (0,0-0,32)	n=15	0,01 (0-0,1)	n=14
Ritonavir	0,31	n=1	-	-

Tab. 1.9: Ratio Medikamentenspiegel Nabelschnurblut/Mütterliches Blut bzw. Fruchtwasser/Mütterliches Blut (nach (17)).

Glycoprotein als Barriere für den Übergang von PI aus dem mütterlichen Blut in das kindliche Kompartiment wurde exemplarisch von einer schwedischen Arbeitsgruppe am Beispiel SQV mit Hilfe humaner Plazentaperfusionsmodellen sehr gut gezeigt (25). Allerdings konnten dieser Effekt durch Inhibitoren von P-Glycoprotein durchbrochen werden. Interessanterweise zeigte eine neuere Untersuchung (26), dass Plazenten HIV-infizierter Schwangerer signifikant mehr P-Glycoprotein exprimieren als Plazenten HIV-negativer Schwangerer.

Für neuere PI liegen bisher nur Fallberichte vor, da insgesamt diese Substanzen noch nicht so häufig in der Schwangerschaft eingesetzt wurden.

1.6.5. Entryinhibitoren

Auch für die neue Substanzklasse der Entryinhibitoren gibt es bisher nur anekdotische Berichte. Erfahrungen liegen bei Schwangeren bisher nur mit dem Fusionsinhibitor Enfuvirtide vor. In einem Fall (27) konnte kein Plazentatransfer in vivo nachgewiesen werden. Die Molekülgröße von Enfuvirtide lässt vermuten, dass sich dieses in weiteren Untersuchungen bestätigen wird. Problematisch erweist sich die subkutane Applikation in der Schwangerschaft. Veröffentlichungen zum Einsatz anderer Entryinhibitoren z.B. Maraviroc in der Schwangerschaft wurden bisher nicht publiziert.

1.6.6. Plazentagängigkeit und vertikale Transmission

Eine geringe Plazentagängigkeit kann in verschiedener Hinsicht interpretiert werden. In Bezug auf eine potenzielle Teratogenität einer Substanz muss sie als großer Vorteil gesehen werden. Es besteht jedoch Unklarheit darüber, ob die fehlenden therapeutischen Wirkspiegel beim Feten einen Nachteil in Bezug auf die Reduktion der vertikalen Transmission mit sich bringen. Da bis auf das sehr gut plazentagängige AZT alle Medikamente in der vertikalen Transmissionsprophylaxe niemals als alleiniger Wirkstoff, sondern in der Kombination mit sehr gut plazentagängigen Medikamenten verabreicht werden, sollte dies jedoch keine wesentliche Rolle spielen. Abgesehen davon, dass die maternale Viruslastsenkung unter die Nachweisgrenze im peripheren Blut eine der wichtigsten Voraussetzungen zur Verhinderung der Übertragung des HI-Virus von der Mutter auf das Kind darstellt.

Literatur

1. Blanche S, Tardieu M, Rustin P, Slama A, Barret B, Firtion G, et al. Persistent mitochondrial dysfunction and perinatal exposure to antiretroviral nucleoside analogues. Lancet 1999; 354:1084-1089.

2. Satstry BV. Techniques to study human placental transport. Adv Drug Deliv Rev 1999; 38:17-39.

3. Connor EM, Sperling RS, Gelber R, Kiselev P, Scott G, O'Sullivan MJ, VanDyke R, Bey M, Shearer W, Jacobson RL, et al. Reduction of maternal-infant transmission of human immunodeficiency virus type 1 with zidovudine treatment. Pediatric AIDS Clinical Trials Group Protocol 076 Study Group. N Engl J Med 1994; 331:1173-1180.

4. Schenker S, Johnson RF, King TS, Schenken RS, Henderson GL. Azidothymidine (zidovudine) transport by the human placenta. Am J Med Sci 1990; 299:16-20.

5. Liebes L, Mendoza S, Wilson D, Dancis J. Transfer of zidovudin (AZT) by human placenta. J Infect Dis 1990; 161:203-207

6. Lopez-Anaya A, Unadkat JD, Schumann LA, Smith AL. Pharmacokinetics of zidovudine (azidothymidine). I. Transplacental transfer. J Acquir Immune Defic Syndrome 1990; 3:959-964

7. O'Sullivan MJ, Boyer PJ, Scott GB, Parks WP, Weller S, Blum MR, Balsley J, Bryson YJ. The pharmacokinetics and safety of zidovudine in the third trimester of pregnancy for women infected with human immunodeficiency virus and their infants: phase I acquired immunodeficiency syndrome clinical trials group study (protocol 082). Zidovudine Collaborative Working Group. Am J Obstet Gynecol 1993; 168:1510-1516.

8. Rodman JH, Flynn PM, Robbins B, Jimenez E, Bardeguez AD, Rodriguez JF, Blanchard S, Fridland A. Systemic pharmacokinetics and cellular pharmacology of zidovudine in human immunodeficiency virus type 1-infected women and newborn infants. J Infect Dis 1999; 180:1844-1850.

9. Olivero OA, Shearer GM, Chougnet CA, Kovacs AA, Baker R, Stek AM, Khoury MM, Poirier MC. Incorporation of zidovudine into cord blood DNA of infants and peripheral blood DNA of their HIV-1-positive mothers. Ann N Y Acad Sci 2000; 918:262-268.

10. Bloom SL, Dias KM, Bawdon RE. The maternal-fetal transfer of lamivudine in the ex vivo human placenta. Am J Obstet Gynecol 1997; 176:291-293.

11. Mandelbrot L, Peytavin G, Firtion G, Farinotti R. Maternal-fetal transfer and amniotic fluid accumulation of lamivudine in human immunodeficiency virus-infected pregnant women. Am J Obstet Gynecol 2001; 184:153-158.

12. Bawdon RE, Sohbi S, Dax J. The transfer of anti-human immunodeficiency virus nucleoside compounds

by the term human placenta. Am J Obstet Gynecol 1998; 167:1570-1574.

13. Pereira CM, Nosbisch C, Winter HR, Baughman WL, Unadkat JD. Transplacental pharmacokinetics of dideoxyinosine in pigtailed macaques. Antimicrob Agents Chemother. 1994; 38:781-786.

14. Chappuy H, Tréluyer JM, Jullien V, Dimet J, Rey E, Fouché M, Firtion G, Pons G, Mandelbrot L. Maternal-fetal transfer and amniotic fluid accumulation of nucleoside analogue reverse transcriptase inhibitors in human immunodeficiency virus-infected pregnant women. Antimicrob Agents Chemother 2004; 48:4332-4336.

15. Tarantal AF, Marthas ML, Shaw JP, Cundy K, Bischofberger N. Administration of 9-[2-(R)-(phosphonomethoxy)propyl]adenine (PMPA) to gravid and infant rhesus macaques (Macaca mulatta): safety and efficacy studies. J Acquir Immune Defic Syndr Hum Retrovirol. 1999; 20:323-333.

16. Mirochnick M, Fenton T, Gagnier P, Pav J, Gwynne M, Siminski S, Sperling RS, et al. Pharmacokinetics of nevirapine in human immunodeficiency virus type 1-infected pregnant women and their neonates. Pediatric AIDS Clinical Trials Group Protocol 250 Team. J Infect Dis 1998; 178:368-374.

17. Gingelmaier A, Kurowski M, Kästner R, Eberle J, Mylonas I, Belohradsky BH, Friese K, Grubert TA. Placental transfer and pharmacokinetics of lopinavir and other protease inhibitors in combination with nevirapine at delivery. AIDS 2006; 20:1737-1743.

18. Mirochnick M, Dorenbaum A, Blanchard S, Cunningham CK, Gelber RD, Mofenson L, Culnane M, Sullivan JL. Predose infant nevirapine concentration with the two-dose intrapartum neonatal nevirapine regimen: association with timing of maternal intrapartum nevirapine dose. J Acquir Immune Defic Syndr 2003; 33:153-156.

19. Jourdain G, Ngo-Giang-Huong N, Le Coeur S, Bowonwatanuwong C, Kantipong P, Leechanachai P, Ariyadej S, et al. Intrapartum exposure to nevirapine and subsequent maternal responses to nevirapine-based antiretroviral therapy. N Engl J Med 2004; 351:229-240.

20. Acosta EP. Pharamcokinetic enhancement of protease inhibitors. J Acquir Immune Defic Syndr 2002; 29 (Suppl 1):S11-18.

21. Casey BM, Bawdon RE. Placental transfer of ritonavir with zidovudine in the ex vivo placental perfusion modell. Am J Obstet Gynecol 1998; 179:758-761.

22. Mirochnick M, Dorenbaum A, Holland D, Cunningham-Schrader B, Cunningham C, Gelber R, et al.. Concentrations of protease inhibitors in cord blood after in utero exposure. Pediatr Infect Dis J 2002; 21:835-838.

23. Marzolini C, Rudin C, Decosterd LA, Telenti A, Schreyer A, Biollaz J, et al. Transplacental passage of protease inhibitors at delivery. AIDS 2002; 16:889-893.

24. Chappuy H, Tréluyer JM, Rey E, Dimet J, Fouché M, Firtion G, et al. Maternal-fetal transfer and amniotic fluid accumulation of protease inhibitors in pregnant women who are infected with human immunodeficiency virus. Am J Obstet Gyn 2004; 191:558-562.

25. Mölsä M, Heikkinen T, Hakkola J, Hakala K, Wallerman O, Wadelius M, Wadelius C, Laine K.
Functional role of P-glycoprotein in the human blood-placental barrier. Clin Pharmacol Ther 2005; 78:123-131.

26. Camus M, Deloménie C, Didier N, Faye A, Gil S, Dauge MC, Mabondzo A, Farinotti R. Increased expression of MDR1 mRNAs and P-glycoprotein in placentas from HIV-1 infected women. Placenta. 2006; 27:699-706.

27. Brennan-Benson P, Pakianathan M, Rice P, Bonora S, Chakraborty R, Sharland M, Hay P. Enfurvitide prevents vertical transmission of multidrug-resistant HIV-1 in pregnancy but does not cross the placenta. AIDS 2006; 20:297-299.

Das Kind der HIV-infizierten Mutter

2. Das Kind der HIV-infizierten Mutter

2.1. Kinderärztliche Betreuung vertikal HIV-exponierter Kinder

2.1.1. Diagnosestellung

Im Vordergrund der kinderärztlichen Bemühungen steht neben der Vorsorgeuntersuchung eines Neugeborenen der schnelle Ausschluss oder Nachweis einer HIV-Infektion des Kindes. Es gilt nicht nur, die besorgten Eltern zu beruhigen, sondern ein vertikal infiziertes Kind möglichst früh zu behandeln.

Kinder HIV-infizierter Mütter haben diaplazentar übertragene IgG-Antikörper, die über Monate persistieren. Bei 75 % der nicht HIV-infizierten Kinder sind die HIV-AK im Alter von 12 Monaten und bei 90 % mit 15 Monaten nicht mehr nachweisbar. Nur bei 2 % der Kinder findet man auch nach dem 18. Lebensmonat noch mütterliche HIV-AK, meist handelt es sich nur noch um einzelne Banden im *Westernblot*.

Das Neugeborene weist normalerweise im *Westernblot* dasselbe Antikörpermuster wie seine Mutter auf. Nur bei Frühgeborenen können die HIV-IgG-Antikörper schwach oder gar nicht nachweisbar sein, da IgG vor allem nach der 28. bis 32. Gestationswoche übertragen wird.

Die Frühdiagnose wurde mit Einführung von molekularbiologischen Techniken, wie der Amplifikation von HIV-DNA oder -RNA mittels PCR, möglich. Da die Viruskultur zu aufwendig ist und zu lange dauert, und der Nachweis von p-24 Antigen nicht ausreichend sensitiv ist, wurden diese Methoden verlassen.

HIV kann *in utero*, unter der Geburt und postpartal über das Stillen (14-32 % in Entwicklungsländern) übertragen werden. Entsprechend den unterschiedlichen Infektionszeitpunkten kann bei 15-50 % der infizierten Neugeborenen innerhalb der ersten 48 Stunden nach der Geburt HIV nachgewiesen werden (1). Bei diesen Kindern wird angenommen, dass die Infektion bereits *in utero* erfolgte. Innerhalb von 4 Wochen werden über 95 % aller HIV-infizierten Kinder diagnostiziert (2). Zur Sicherheit empfiehlt sich, auch bei der Mutter die HIV-DNA-PCR zu überprüfen, da manche HIV-Subtypen, die v.a. in Afrika und Thailand vorkommen, mit den in Deutschland verwendeten *primern* nicht erfasst werden (3). Für diesen seltenen Ausnahmefall wird die Frühdiagnose bei einem Säugling erschwert. Manche neueren RNA-Assays sind in der Detektion von nicht-HIV-B-Subtypen sensitiver (z.B. Amplicor Roche oder Versant Quantiplex (bDNA) Bayer). Sollten auch diese Testes bei der Mutter negativ ausfallen, müssen andere Möglichkeiten des Virusdirektnachweises (Kultur, p24-Antigen, evtl. andere *primer*) verwendet werden.

Es ist umstritten, ob die antiretrovirale Prophylaxe den HIV-Nachweis mittels PCR verzögert. In einer französischen Studie wurde festgestellt, dass unter Zidovudinprophylaxe bei vertikal infizierten Kindern der HIV-Nachweis zwei Wochen später erfolgte als beim Vergleichskollektiv (4). Andere Autoren konnten dies nicht bestätigen. Mit wiederholten PCR-Kontrollen (☞ Tab. 2.1) ist man gegen diagnostische Verzögerungen abgesichert.

Alter	HIV-DNA PCR	HIV-1-*Elisa/-Westernblot*
-48 h postpartal	X*	
1.-2. Lebenswoche	X	
4.-6. Lebenswoche	X	
4.-6. Lebensmonat	X	
18.-24. Lebensmonat		X

Tab. 2.1: HIV-Diagnostik beim vertikal HIV-exponierten Säugling.
*fakultativ.

In den ersten Lebenswochen werden die Kinder kontrolliert, um möglichst frühzeitig eine HIV-Infektion zu erfassen. Die PCR in den ersten Lebensstunden ist eher von wissenschaftlichem Interesse zur Unterscheidung des Infektionszeitpunktes (intrauterin versus perinatal). Nach zwei negativen PCR-Tests, wobei einer im 4. Lebensmonat oder danach gemacht sein sollte, kann davon ausgegangen werden, dass das Kind nicht mit HIV infiziert wurde. Die abschließende Diagnose wird gestellt, wenn auch die HIV-AK nicht mehr nachweisbar sind (Seroreversion). Den Eltern kann nach einem negativen Testergebnis in der 4.-

6. Lebenswoche mitgeteilt werden, dass ihr Kind mit größter Wahrscheinlichkeit nicht infiziert wurde. Nach einem weiteren negativen Testergebnis im 4.-6. Lebensmonat wird den Eltern mitgeteilt, dass nach allen bisherigen Erfahrungen ihr Kind nicht HIV-infiziert wurde. Bislang ist bei keinem Kind mit vertikaler HIV-Exposition und wiederholt negativen PCR-Resultaten (☞ Tab. 2.1) zu einem späteren Zeitpunkt eine vertikale HIV-Infektion diagnostiziert worden. Zur absoluten Sicherheit wird zwischen dem 18.-24. Lebensmonat die Seroreversion dokumentiert (5).

2.1.2. Betreuung des HIV-infizierten Kindes

Bei positivem HIV-DNA Nachweis wird innerhalb von 7 Tagen die PCR mit einer neuen Blutprobe wiederholt, da es durch Kontamination im Labor zu falsch positiven Resultaten gekommen sein kann. Die Eltern müssen über den Grund der erneuten Blutuntersuchung informiert werden. Wird auch in der Kontrolluntersuchung HIV nachgewiesen, muss das Kind als HIV-infiziert betrachtet werden. Es empfiehlt sich, gleichzeitig die Viruskonzentration (*viral load*), die Lymphozytensubpopulationen und die Immunglobuline als weitere Infektionsmarker zu bestimmen. Spätestens zu diesem Zeitpunkt sollte das Kind in einem pädiatrischen HIV-Zentrum vorgestellt werden. Dort finden die Eltern nicht nur medizinische Betreuung für ihr Kind, sondern auch Unterstützung von Sozialpädagogen oder Psychologen in dieser belastenden Situation. HIV-infizierte Säuglinge sollten gemäß internationaler Empfehlungen möglichst früh antiretroviral behandelt werden Die Therapie sollte in einem mit HIV erfahrenen pädiatrischen Zentrum, anfangs evtl. unter stationären Bedingungen, eingeleitet werden.

2.1.2.1. Gefährdung des HIV-exponierten Kindes durch maternale Risiken und konnatale Infektionen

Der Kinderarzt sollte über die Krankengeschichte der Mutter und über die während der Schwangerschaft verordneten Medikamente informiert sein, sofern sie die Gesundheit des Neugeborenen beeinflussen könnten (6). In Tab. 2.2 sind die für den Kinderarzt wichtigen Informationen zusammengefasst.

- Stadium der HIV-Infektion nach der Klassifikation der *Centers for Disease Control* (CDC)
- Dauer der HIV-Infektion
- antiretrovirale Therapie
- Ergebnisse von Resistenzbestimmungen, Therapieversagen in der Vorgeschichte
- Viruskonzentration, evtl. Ergebnisse einer Virusanzucht
- Immunologie
- Infektionsanamnese: opportunistische Infektionen, Infektionen des Genitalbereiches, sexuell übertragbare Erkrankungen
- akute Erkrankung an: Herpes simplex genitalis, Chlamydien, Gonorrhoe, Lues, CMV-Retinitis, Toxoplasmose, Hepatitis B und C, Tuberkulose
- Schwangerschafts- und Entbindungsanamnese
- akuter und ehemaliger Drogen-, Nikotin-, Alkoholabusus

Tab. 2.2: Für die Betreuung eines HIV-exponierten Neugeborenen erforderliche Angaben über die Patientenmutter.

Bei HIV-infizierten Schwangeren sollte nach Koinfektionen mit CMV, HSV 2, Toxoplasmose, Hepatitis B und C, Tuberkulose und Lues gesucht werden. Bei ausgeprägter virusbedingter Immunsuppression der Schwangeren besteht die Gefahr der Reaktivierung latenter Infektionen mit dem Risiko der Übertragung auf das Kind.

Auch beim Kind sollte nach konnatalen Infektionen gesucht werden. Als *Screening* für eine kongenitale oder perinatale CMV-Infektion wird im Urin das CMV-*early*-Antigen und die CMV-PCR bestimmt. Bei positivem Nachweis werden weitere Kontrolluntersuchungen veranlasst und die Entwicklung und das Gehör des Kindes genau überprüft.

Bei positivem Toxoplasmoseticer der Mutter und besonders, wenn deren CD4-Zellzahl < 200/µl ist, muss auch beim Kind wiederholt die Toxoplasmose-Serologie überprüft werden. Bei V.a. eine Toxoplasmose-Infektion muss das Kind behandelt und entsprechende Untersuchungen (Augenarzt, CT) veranlasst werden. Gleiches gilt für eine ungenügend behandelte Lues der Mutter. Die Lues-

Serologie muss beim Kind kontrolliert und gegebenenfalls mit der Behandlung begonnen werden.

Bei Exposition des Neugeborenen durch genitalen Herpes simplex, B-Streptokokken oder Tuberkulose sollte das Kind nachuntersucht und behandelt werden.

Bei aktiver oder chronischer Hepatitis B wird das Neugeborene nach den Richtlinien simultan aktiv und passiv geimpft. Bei positiver Hepatitis C-Serologie der Mutter wird die HCV-RNA mittels PCR bestimmt, um eine Infektion zu bestätigen. Bei mütterlicher Koinfektion von HIV und Hepatitis C ist die vertikale Transmission von HCV häufiger als bei nicht HIV-infizierten Müttern. Eine Infektionsprophylaxe für das Kind gibt es nicht.

2.1.2.2. Überwachung HIV-exponierter Kinder

Bei vertikal HIV-exponierten Kindern sollte mit großer Sorgfalt auf frühe klinische Symptome und Laborveränderungen geachtet werden (5, 7) (☞ Tab. 2.3).

Klinische Symptome
• Hepato- und/oder Splenomegalie
• vergrößerte Lymphknoten, besonders axillär und inguinal
• orale Candidiasis
Laborveränderungen
• Leukopenie
• Anämie
• Thrombozytopenie
• erhöhte Transaminasen
• Hypergammaglobulinämie

Tab. 2.3: Frühe klinische Symptome und Laborveränderungen bei vertikaler HIV-Infektion.

Nahezu alle Kinder erhalten eine antiretrovirale Prophylaxe, meistens mit Zidovudin. Die Empfehlungen reichen von 10 Tagen Zidovudin i.v. bis 6 Wochen oral (8). Nach dem Protokoll der ACTG 076- Studie, die die Wirksamkeit einer Zidovudinprophylaxe während der Schwangerschaft, unter der Geburt und an das Neugeborene bewies, wurden die Säuglinge 6 Wochen lang mit Zidovudin oral behandelt (9). Eine Deeskalation des sechswöchigen postnatalen Teils der Transmissionsprophylaxe ist nach den Ergebnissen einer in Thailand durchgeführten Studie zu verkürzten Zidovudin-Regimen (10) und der in Deutschland bislang vorliegenden Erfahrungen zu rechtfertigen. In München praktizieren wir folgendes Vorgehen: 4 Wochen Zidovudin oral, nur bei erhöhtem Risiko 6 Wochen (z.B. vorzeitiger Blasensprung, Zwillinge) gemäß den Deutsch-Österreichischen Leitlinien zur HIV-Therapie in der Schwangerschaft (8). Häufigste Nebenwirkungen einer Zidovudinprophylaxe sind Anämie und Neutropenie, gelegentlich findet sich auch ein leichter Anstieg der Transaminasen. Treten Zidovudin-bedingte Nebenwirkungen innerhalb der ersten 4 Behandlungswochen auf, wird die Zidovudindosierung auf die Hälfte reduziert oder Zidovudin abgesetzt.

Nebenwirkung	Dosisreduktion	Therapieunterbrechung
Anämie mit Hb	7,5-9 g/dl	< 7,5 g/dl
Thrombopenie		< 50.000/µl
Neutropenie	750-1000/µl	< 750/µl
Transaminasen		GOT/GPT > 5-fache der Norm

Tab. 2.4: Zidovudin-assoziierte Nebenwirkungen.

Auffällige Befunde werden kontrolliert, durch weiterführende Diagnostik ergänzt und zusätzliche Untersuchungstermine vereinbart. Bei über der Hälfte der HIV- und ART-exponierten Kinder werden erhöhte Laktatspiegel gemessen. Da diese meistens transient sind und die Kinder keine Symptome aufweisen, wird eine routinemäßige Bestimmung des Laktatspiegels nicht empfohlen (11). Entwickelt ein Kind jedoch schwere, vor allem neurologische Symptome ungeklärter Ätiologie, sollte der Laktatspiegel bestimmt und bei deutlicher Erhöhung eine weitere Abklärung auf eine mitochondriale Störung erfolgen (12,13). Gezielt wird der Frage einer mitchondrialen Toxizität in der 2008 initiierten MITOC-Studie (14) nachgegangen. Den Eltern wird empfohlen, sich möglichst bald einen niedergelassenen Kinderarzt zu suchen, der die allgemeine kinderärztliche Betreuung übernimmt. Der Kinderarzt sollte mit Einverständnis der Eltern über die HIV- und Medikamentenexposition des Kindes informiert werden, um mögliche Langzeitnebenwirkungen zu erkennen und dem entsprechenden Zentrum mitzuteilen.

Entbindungsklinik
• körperliche Untersuchung
• Blutbild, Differenzialblutbild
• klin. Chemie (Elektrolyte, GOT, GPT, AP, Bilirubin, γ-GT, Hst, Kreatinin, Glucose, Laktat)
• Blutgase
• Urinstatus
• HIV-PCR bis 48 h pp. (fakultativ)
• EBV, CMV, Toxo, HSV, Hepatitis B,C, Lues
2. Lebenswoche
• körperliche Untersuchung
• Blutbild, Differenzialblutbild, GOT, GPT
• HIV-PCR
• mütterliche PCR abfragen
• Kontrolle auffälliger Vorbefunde
• Hüft-Sono, evtl. Schädel-Sono, evtl. EKG
4. Lebenswoche
• körperliche Untersuchung
• Blutbild, Differenzialblutbild
• klin. Chemie (Elektrolyte, GOT, GPT, AP, γ-GT, CK, Hst, Krea, Lipase, Glucose)
• HIV-PCR
• Absetzen der ART-Prophylaxe, nur weiterführen (insgesamt 6 Wochen) bei weiteren Risikofaktoren
• Bei unklaren Fällen Beginn der PCP-Prophylaxe
14. Lebenswoche
• körperliche Untersuchung
• Blutbild, Differenzialblutbild
• klin. Chemie (GOT, GPT, AP, γ-GT, Krea, Lipase)
• HIV-PCR
18.-24. Lebensmonat
• körperliche Untersuchung
• Blutbild, Differenzialblutbild, IgG
• HIV-Elisa/WB
• Wenn möglich Teilnahme an MITOC-Studie

Tab. 2.5: Langzeitbetreuung vertikal HIV-exponierter Kinder.

2.1.2.3. Impfungen

(13)

Impf-stoff	Alter in Monaten				
	2	3	4	11-14	15-23
T*	1.	2.	3.	4.	
D*	1.	2.	3.	4.	
aP*	1.	2.	3.	4.	
HiB*	1.	2. a)	3.	4.	
IPV*	1.	2. a)	3.	4.	
HB*	1.	2. a)	3.	4.	
Pneumokokken	1.	2.	3.	4.	
Meningokokken					1. ab 12 Mon.
MMR**				1.	2.
Varizellen				1.	b)
Influenza: ab 6. LM/jährlich (gilt für HIV-infizierte Kinder)					

Tab. 2.6: Impfempfehlungen für HIV-exponierte und -infizierte Kinder. LM = Lebensmonat, T = Tetanus, D = Diphtherie, aP = Pertussis, HiB = Haemophilus influenzae, IPV = Poliomyelitis, MMR = Masern, Mumps, Röteln.
a) Bei monovalenter Anwendung bzw. bei Kombinationsimpfstoffen ohne Pertussiskomponente kann diese Dosis entfallen.
b) Bei Anwendung des Kombinationsimpfstoffes MMRV sind die Angaben des Herstellers zu beachten. Entsprechend den Fachinformationen ist die Gabe einer 2. Dosis gegen Varizellen erforderlich. Zwischen beiden Dosen sollten 4 bis 6 Wochen liegen.
* Abstände zwischen den Impfungen der Grundimmunisierung mindestens 4 Wochen: Abstand zwischen vorletzter und letzter Impfung der Grundimmunisierung mindestens 6 Monate.
** Mindestabstand zwischen den Impfungen mindestens 4 Wochen.

HIV-exponierte Kinder können gemäß den Empfehlungen der Ständigen Impfkommission (15) geimpft werden. Mit Ausnahme der Masern-Mumps-Röteln-Impfung (MMR) gilt dies auch für HIV-infizierte Kinder. Totimpfstoffe stellen für Immunsupprimierte kein Risiko dar, während Lebendimpfungen zu Komplikationen führen können. Inzwischen wird für alle Impflinge die inaktivierte Polio-Vakzine nach Salk empfohlen, so dass auch für HIV-exponierte und -infizierte Kinder die entspechenden Kombinationsimpfstoffe verwendet werden können. Da es sich bei der MMR-Impfung um einen Lebendimpfstoff handelt, sollten HIV-infizierte Kinder mit ausgeprägter Immunsuppression nicht geimpft werden, Kinder mit leichter bis mäßiger Immunsuppression können jedoch MMR geimpft werden. Die Impfung gegen Varizellen wird für alle Kinder sowie HIV-infizierte Kinder ohne Immunsuppression (CD4 ≥ 25 %)und für HIV-nichtinfizierte Haushaltsmitglieder, die bisher keine Varizellen durchgemacht haben, um eine Ausbreitung der Varizellen innerhalb der Familie weitestgehend zu verhindern, empfohlen. Als zusätzliche Indikationsimpfungen wird die Pneumokokkenimpfung ab vollendetem 2. Lebensmonat und die jährliche Influenza-Impfung ab dem 6. Lebensmonat empfohlen.

Alter	T-Helferzellzahl
6 Wochen-12 Monate	alle HIV-Infizierten, unabhängig von der T-Helferzellzahl, sowie alle HIV-exponierten Kinder#, solange bis HIV-Status geklärt ist
1 Jahr-6 Jahre	< 500/μl oder < 15 %
> 6 Jahre und Erwachsene	< 200/μl oder < 15 %

Tab. 2.7: Empfehlungen zur PCP-Prophylaxe für HIV-exponierte und- infizierte Kinder nach CDC, 1995.
#Wir empfehlen ein modifiziertes Vorgehen: Wurden während der Schwangerschaft, Geburt und Neonatalperiode die Empfehlungen zur Verhütung einer vertikalen Transmission angewandt, das Kind entsprechend nachbetreut und traten keine weiteren Risikofaktoren auf, kann auf die PCP-Prophylaxe verzichtet werden. Bei oben empfohlenem Zeitplan zur HIV-Diagnostik kann eine HIV-Infektion bis zur 6. Lebenswoche mit fast 100 %iger Sicherheit ausgeschlossen werden. Im Zweifelsfall (Nichteinhalten der Empfehlungen, *non-adherance*, Risikofaktoren für erhöhte Transmission) sollte jedoch mit der PCP-Prophylaxe begonnen werden und diese erst beendet werden, wenn feststeht, dass das Kind nicht HIV infiziert wurde. Für HIV-infizierte Kinder gelten die von den CDC erarbeiteten Empfehlungen zur PCP-Prophylaxe.
Als Mittel der Wahl gilt TMP/SMX in folgender Dosierung: 150 mg TMP/m^2/Tag + 750 mg SMX/m^2/Tag oral in 2 Einzeldosen (ED) an 3 aufeinanderfolgenden Tagen der Woche (oder an 7 Tagen der Woche oder 3 mal wöchentlich an alternierenden Tagen oder in 1 ED an 3 aufeinanderfolgenden Tagen der Woche). Bei Säuglingen kann bei TMP/SMX-Unverträglichkeit Dapson 2 mg/kg/Tag verwendet werden.

> Bei HIV-infizierten Kindern muss, wegen des virusbedingten Immundefektes, der Impferfolg regelmäßig überprüft werden.

2.1.2.4. Prophylaxe

Die Pneumocystis jiroveci-Pneumonie (PCP) ist die häufigste opportunistische Infektion im Kindesalter. Vorwiegend erkranken Säuglinge zwischen dem 3. und 6. Lebensmonat. Eine Prophylaxe mit Trimethoprim-Sulfamethoxazol (TMP/SMX) kann den Ausbruch der Erkrankung fast vollständig verhindern. Wegen des jungen Manifestationsalters und dem schweren Krankheitsverlauf wird in den USA für alle HIV-exponierten Säuglinge ab der 4.-6. Lebenswoche die PCP-Prophylaxe empfohlen (16). Die Prophylaxe wird unabhängig von der CD4-Zellzahl bis zur Vollendung des 1. Lebensjahres durchgeführt und nur beendet, wenn gesichert ist, dass der Säugling nicht HIV-infiziert wurde (☞ Tab. 2.7).

Literatur

1. Dunn DT, Brandt CD, Krivine A et al. The sensitivity of HIV-1 DNA polymerase chain reaction in the neonatal period and the relative contributions of intra-uterine and intra-partum transmission. AIDS 1995;9: F7-F11

2. Owens DK, Holodniy M, Mc Donald TW et al. A meta-analytic evaluation of the polymerase chain reaction for the diagnosis if HIV infection in infants. JAMA 1996; 275:1342-1348

3. McCutchan FE. Understanding the genetic diversity of HIV-1. AIDS 2004;14 (Suppl.13):S31-44

4. Delamare C, Burgard M, Mayaux MJ et al. HIV-1 RNA detection in plasma for the diagnosis of infection in neonates. The French Pediatric HIV Infection Study Group.

2.2. Langzeitfolgen antiretroviraler Medikamente (ARV) beim intrauterin HIV-exponierten nicht HIV-infizierten Kind

2.2.1. Einleitung

Die prophylaktische Gabe von Reverse-Transkriptase-Hemmern bei HIV-infizierten Schwangeren führte zu einer dramatischen Senkung der vertikalen HIV-Transmission (1,2).

Bisher gibt es keine Labormarker, die Überträgerinnen sicher von Nicht-Überträgerinnen von HIV zu unterscheiden vermögen, sodass derzeit allen HIV-infizierten Schwangeren die Prophylaxe angeboten wird. Nukleosid-Analoga wie Zidovudin besitzen zytotoxisches, antiproliferatives und mutagenes Potential, weshalb Bedenken hinsichtlich der Langzeittoxizität bestehen.

Die "natürliche" Transmissionsrate (ohne Intervention) betrug in Europa ca. 15 % (3). Durch alleinige Durchführung der Geburt durch Sectio caesarea (S.c.) kann die HIV-Transmissionsrate um ca. 50 % reduziert werden (4). Durch Kombination mit antiretroviralen Medikamenten kann die vertikale Transmission zusätzlich um weitere 80-90 % verringert werden. Um 5-9 Kinder vor der HIV-Infektion zu schützen, müssen 100 Kinder prophylaktisch behandelt werden. Die sogenannte "Number needed to treat (NTT)" beträgt somit 11-20 um eine HIV-Infektion zu verhindern.

Eine Nutzen-Risiko-Analyse muss neben der positiven Wirkung der Verringerung der Transmission die Nebenwirkungen der Exposition von Nukleosid-Analoga bei HIV-negativ gebliebenen Kindern mit einschließen.

2.2.2. Unerwünschte Wirkungen antiretroviraler Medikamente

In der initialen plazebo-kontrollierten Studie von Connor et al. (1) konnte zwischen Zidovudin und plazebo-behandelten Kindern kein Unterschied hinsichtlich neonataler Letalität, Geburtsgewicht, Geburtslänge, Kopfumfang, Frühgeburtlichkeit und Fehlbildungsrate gefunden worden. Lediglich die neonatale Hämoglobin-Konzentration war in der Verum-Gruppe zum Zeitpunkt der Geburt signifikant, aber nicht biologisch bedeutsam erniedrigt. Dies ist eine bekannte Nebenwirkung von Zidovudin und die Hb-Konzentration normalisierte

---

J Acquir Immune Defic Syndr Hum Retrovirol 1997; 15:121-125

5. Coll O, Fiore S, Florida M et al. Pregnancy and HIV infection: A european consensus on management. AIDS 2002 jun;16 Suppl 2:S1-18

6. Pizzo PA, Wilfert CM (eds.): Pediatric AIDS. Advances in the Management and Care of HIV-Poitive Newborns and Infants. 3nd ed., Williams and Wilkins, Baltimore 1999

7. Havnes PL, Waters D. Management of the infant born to a mother with HIV infection. Pediatr Clin N Am 2004 (51):909-937

8. Buchholz B, Gubert T, Marcus U et al. German-Austrian recommendations for HIV-therapy in pregnancy and in HIV-exposed newborn - update 2005. Eur J Med Res. 2006;11(9):359-76

9. Connor EM, Sperling RS, Gelber R et al. Reduction of maternal-infant transmission of human immunodeficiency virus type 1 with zidovudine treatment. NEJM 1994 (331):1173-1180

10. Lallemant M, Jourdain G, Le Coeur S et al. A trial of shortened zidovudine regimens to prevent mother-to-child transmission of human immunodeficiency virus type 1. Perinatal HIV Prevention Trial (Thailand) Investigators. NEJM 2000(14):982-91

11. Ekouevi DK, Touré R, Becquet R et al. Serum lactate levels in infants exposed peripartum to antiretroviral agents to prevent mother-to-child transmission of HIV: Agence Nationale de Recherches Sur le SIDA et les Hépatites Virales 1209 study, Abidijan, Ivory Coast. Pediatrics 2004;118:e1071-7

12. Divi RL, Walker VE, Vade NA. Mitochondrial damage and DNA depletion in cord blood and umbilical cord from infants exposed in utero to Combivir. AIDS 2004 (7):1013-1021

13. Foster C und Lyall H. HIV and mitochondrial toxicity in children. JAC 2007; published online 13. November

14. Buchholz B, Wintergerst U et al. European Study among mitochondrial toxicity in HIV-negative children. Eur J Res 2007 (12) Suppl II:15

15. STIKO (2007). Impfempfehlungen der Ständigen Impfkommission (STIKO) am Robert Koch-Institut. Epidemiologisches Bulletin, Nr. 30, 267-286

16. Centers for Disease Control. 1995 revised guidelines for prophylaxis against pneumocystis carinii pneumonia for children infected with or perinatally exposed to human immunodeficiency virus. MMWR 1995;44:1-11

Referenz	Substanz	N	Nachbeobachtung	unerwünschte Ereignisse	Kommentar
Sperling et al. (5)	Zidovudin	342	18 Monate	Transiente Anämie	Kein Unterschied zu Plazebo
Culnane et al. (24)	Zidovudin	122	4 Jahre	1 x milde cardiomyopathie, 2 x retinale Veränderungen*	Kein signifikanter Unterschied zu Plazebo
Barret et al. (16)	Zidovudin, Zidovudin+ Lamivudin	2644	18 Monate	8 x mitochondirale Zytopathien	Keine einheitlichen Störungen
Grubert et al. (26)	Zidovudin+ Lamivudin	10	6 Monate	1 x transiente Laktatazidose	Mittlere Behandlungszeit 11 Wochen
Lorenzi et al. (27)	2 NRTI bzw. 2 NRTI +PI	20 x 2 NRTI, 16 x 2 NRTI + 2 PI	5 Monate	1 x Extrauteringravidität[#], 2 x Kryptorchismus[§], 1 x extrahepatische Gallengangsatresie[&], 2 x intrazerebrale Hirnblutung[&]	Keine Kontrollgruppe
McGowan et al. (23)	2 NRTI bzw. 2 NRTI +PI	17 x 2 NRTI, 13 x 2 NRTI + 2 PI		1 x Totgeburt 1 x Mikrozephalie	11/30 Frauen nahmen illegale Drogen
Silverman et al. (28)	Zidovudin + Lamivudin	39	3 Monate	Transiente Anämie Keine Fehlbildungen	Zidovudin ab 13. SSW, Lamivudin ab 17. SSW
ECS (19)	Zidovudin, Kombinationen mit/ohne PI	1008	27 Monate	Transiente Anämie, keine Fehlbildungen, keine mitochondriale Toxizität	
Noguera et al. (15)	Zidovudin, Lamivudin, Stavudin, Didanosin, Nevirapin, Nelfinavir	127		50 % erhöhte Laktatspiegel, 1/3 bis zu 12 Monate, 3 Kinder mit neurologischen Symptomen mit Hyperlaktatämie und spontaner Besserung	Assoziation von Hyperlaktatämie mit Didanosin
Poirier et al. (9)	Zidovudin	20	24 Monate	MtDNA bei ZDV-exponierten Kindern signifikant erniedrigt	Kontrollierte Studie mit Vergleichskollektiv
US-Metaanalyse (17)	HAART	>20.000		Keine erhöhte Letalität	
Alimenti et al. (29)	HAART	39	18-36 Monate	Keine Beeinträchtigung der psychomentalen Entwicklung durch HAART	

| Brogly et al. (30) | ZDV und ZDV/3TC | 1037 | < 3 Jahre | Beginn mit 3TC im dritten Trimenon möglicherweise mit mitochondrialer Toxizität assoziiert. 17/933 (1,8 %) exponierte Kinder mit mitochondrialer Erkrankung versus 3/104 (2,9 %) Nicht-exponierte ! Beeinflussende Faktoren unklar. | |
| Hankin et al. (31) | HAART | 2612 | 2,5 Jahre (Median) | Keine Tumore bei HIV-exponierten Kindern. Letalität 2,0/1000 Kinder-Jahre (Frühgeburtlichkeit, Fehlbildungen etc.) | |

Tab. 2.8: Bisherige Erfahrungen zu Nebenwirkungen antiretroviraler Substanzen bei HIV-negativen exponierten Kindern. * dünne Gefäße und blasse Papille, "Kupferbeschlag-artig", # Didanosin, Stavudin, Hydroxyurea, § Zidovudin und Lamivudin, & Zidovudin, Lamivudin, Indinavir.

sich wenige Wochen nach Absetzen von Zidovudin.

Nachuntersuchungen dieses Kollektivs nach 18 Monaten und 4 Jahren (5) (Tab. 2.8) konnten hinsichtlich Wachstumsparameter und Immunfunktionen (CD4-/CD8-Zellzahl, IgG-Spiegel) wiederum keinen Unterschied zwischen der Zidovudin- und Plazebo-behandelten Gruppe finden. Maligne Tumore traten in beiden Gruppen bisher nicht auf.

In der Studie ACTG 219 sollen alle Zidovudinexponierten Kinder Studie 076 bis zum 21. Lebensjahr nachbeobachtet werden. In der nationalen französischen Kohortenstudie wurde bei exponierten Kindern allerdings eine persistierende, klinisch nicht bedeutsame Verminderung von Neutrophilen, Lymphozyten und Thrombozyten im Alter von 18 Monaten gefunden (6). Ferner traten in diesem Kollektiv bei exponierten Kindern signifikant häufiger fiebergebundene Krampfanfälle auf (7).

2.2.2.1. Mitochondriale Funktionsstörungen

Aufgrund des Wirkmechanismus von Nukleosid-Analoga und der Beobachtung mitochondrialer Funktionsstörungen bei Patienten mit antiretroviraler Kombinationstherapie wurden in utero mit Nukleosid-Analoga exponierte, nicht-HIV-infizierte Kinder nachuntersucht. Erste Hinweise für ein potentielles Risiko stammen aus der französischen Kohortenstudie, die bei 1754 untersuchten Kindern 8 Kinder mit mitochondrialer Funktionsstörung fanden. Vier waren gegenüber Zidovudin und 4 gegen der Kombination Zidovudin-Lamivudin exponiert (8).

Angeregt durch die Beobachtungen von Blanche et al. (8) wurden inzwischen eine größere Zahl von Studien zu mitochondrialen Funktionsstörungen bei ART exponierten Kindern durchgeführt. So konnte gezeigt werden, dass der mitochondriale DNA (mtDNA) Gehalt der Lymphozyten bei HIV-infizierten Frauen ohne ART um ca. 50 % und mit ART um weitere 50 % reduziert ist. Die Mitochondrien "erholen" sich zwar im Laufe der Zeit, hatten aber nach 2 Jahren immer noch nicht den mittleren DNA-Gehalt von Kindern HIV-negativer Frauen erreicht (9). Desweiteren war auch der mtDNA-Gehalt von Plazentagewebe bei HIV-infizierten Frauen unter ART gegenüber Kontrollen um 75 % reduziert. In Tierversuchen wurden darüber hinaus signifikant verminderte Enzymaktivitäten von Complex I und IV der Atmungskette im Skelettmuskel gefunden (10) Diese Verminderungen waren unter Kombinationstherapie mit Zidovudin plus Lamivudin ausgeprägter als unter Monotherapie mit Zidovudin (11).

Dass diese Reduktionen biologische Auswirkungen haben, zeigen Verlaufsuntersuchungen von erhöhten Laktat- und Alaninkonzentrationen im Plasma als Parameter mitochondrialer Funktionsstörungen. Bis zu 50 % HIV-negativer ART exponierter Kinder haben postpartal erhöhte Laktatspiegel, die sich erst nach 6-12 Monaten normalisieren (12, 13, 14, 15). Dabei war das Risiko für das Auftreten erhöhter Laktatwerte zwischen den einzelnen Nukleosidanaloga im wesentlichen gleich. Interessanterweise wurden Laktat-Azidosen bei diesen Kindern nicht beobachtet.

In der schon oben erwähnten französischen Nachuntersuchung (16) wurden in einem erweiterten Kollektiv bei 12 von 2644 exponierten HIV-negativen Kindern, die intrauterin und postnatal gegenüber Zidovudin und teilweise auch Lamivudin exponiert waren, schwere persistierende mitochondriale Störungen gefunden, an denen 2 Kinder verstarben. Diese Häufung mitochondrialer Störungen liegt etwa um den Faktor 25 über der zu erwartenden Inzidenz in der Normalbevölkerung. Eine Abhängigkeit von der Dauer der Prophylaxe bzw. der Schwangerschaftswoche bei Beginn bestand nicht. Die beobachteten Störungen ließen sich auch nicht auf etwaigen Beikonsum von Drogen zurückführen, da in dieser Studie alle Frauen HIV heterosexuell erworben hatten und als Medikamente nur Eisen und Vitamine-Präparate zusätzlich einnahmen. Während bei Erwachsenen mitochondriale Störungen unter der Therapie beschrieben wurden und mit einer Depletion der mitochondrialen DNA einhergehen, die nach Absetzen reversibel war, erkrankten die Kinder in dieser Studie erst Monate nach Absetzen der Prophylaxe. Die histologische und biochemische Untersuchung von Muskelgewebe ergab bei 2 Kindern schwere mitochondriale Veränderungen (ragged red fibers, Fetteinschlüsse, Anhäufung abnormer Mitochondrien) und bei 10 Kindern sogenannte Minorveränderungen (rimmed red fibers, geringe strukturelle Auffälligkeiten). Die Studie legt eine Häufung mitochondrialer Störungen bei antiretroviral exponierten Kindern von 0,26 % mit einer Letalität von 0,07 % nahe.

Aufgrund dieser Beobachtungen wurde eine US Perinatal Safety Working Group gebildet, die die Todesursachen in fünf großen Kohortenstudien mit insgesamt 20.000 HIV-exponierten Kindern untersuchte. Hierbei ergaben sich bei insgesamt 353 Todesfällen keine Hinweise für mitochondriale Dysfunktionen (17). In einer US-amerikanischen Studie mit 1954 und einer afrikanischen Präventionsstudie mit 1798 Kindern konnte ebenfalls keine erhöhte Rate mitochondrialer Störungen gefunden werden (18). Auch die "European collaborative study (ECS)" (19) fand bei 1008 exponierten Kindern und eine deutsche Nachuntersuchung bei 367 Kindern (20) keinen Hinweis auf klinische Manifestationen mitochondrialer Erkrankungen. Warum mitochondriale Erkrankungen bisher nur in der französischen Kohortenstudie beobachtet wurden, ist unklar. Die ART führt zwar bei einem Großteil der Kinder zu reversiblen Schäden an den Mitochondrien, für manifeste Erkrankungen bedarf es aber möglicherweise einer zusätzlichen genetischen Disposition.

2.2.3. Untersuchungen zu Kombinationstherapien

Immer mehr Frauen nehmen aus mütterlicher und kindlicher Indikation in der Schwangerschaft eine antiretrovirale Kombinationstherapie ein. Bei Protease-Inhibitoren wurden in Tierversuchen Entwicklungsverzögerungen und Fehlbildungen wie Anophthalmie beobachtet (21). In einer Schweizer Studie bei 37 Frauen verliefen nur 16 Schwangerschaften ohne medizinische Probleme. Bei 5 Frauen traten schwerwiegende Ereignisse auf (Tab. 2.8, 1x extrahepatische Gallengangsatresie, 2 x Kryporchidismus, 2 x intrazerebrale Hirnblutungen, 1x Extrauteringravidität) (22). McGowan et al. (23) beobachteten bei 30 Frauen unter Kombinationstherapien eine Fehlgeburt und ein Kind mit Mikrozephalie. In dieser Kohorte berichteten 11/30 Frauen über Beigebrauch von illegalen Drogen. In großen Studien mit hohen Fallzahlen war wiederum die Fehlbildungsrate bei ART exponierten Kindern nicht erhöht (19). Ebenso konnte bisher kein erhöhtes Risiko für maligne Erkrankungen beobachtet werden (24, 25). Da chemisch induzierte Tumore bis zu 30 Jahre benötigen können um sich zu manifestieren, kann das potentielle Tumorrisiko derzeit noch nicht abschließend beurteilt werden. Tabelle 2.8 fasst die wesentlichen Studien hierzu zusammen.

2.2.4. Schlussfolgerung

Die Transmissionsprophylaxe mit Zidovudin hat ihren unbestreitbaren Nutzen und sollte jeder HIV-infizierten schwangeren Frau ab der 32. Schwangerschaftswoche angeboten werden. Die hierunter beobachteten schweren Nebenwirkungen sind pathogenetisch bisher noch nicht einzuordnen und andererseits so selten, dass der Nutzen bisher klar überwiegt. Eindeutig wurden mitochondriale Störungen bei ARV-exponierten Kindern bisher nur in Frankreich beobachtet. In der neuen Studie von Brogly et al., die die französischen Kriterien für eine mitochondriale Erkrankung auf amerikanische Kinder anwenden, tritt diese zwar in bis zu 1,8 % auf, jedoch auch in 2,9 % bei nicht-ARV-exponierten Kindern. Interessanterweise war das Risiko am höchsten, wenn Lamividin-Zidovudin im dritten Trimenon begonnen wurde. In In dieser Studie war jedoch unklar, welche Rolle der Drogenbeikonsum spielt. Es ist bekannt, dass z.B. Kokain zu psychomentaler Retardierung (eines der Kriterien) führt. Nichtsdestotrotz steht die eventuelle zusätzliche Letalität und Morbidität von 0,3 % einer Senkung der Transmissionsrate von >90 % gegenüber. Trotzdem sind weitere Studien notwendig, u.a. um erhöhte Risiken einzelner Medikamente zu erkennen und diese dann zu ersetzen. Auf Betreiben der *European Medical Evaluation Agency* (EMEA) ist in mehreren europäischen Ländern gerade eine groß angelegte Studie zur Sicherheit von Nukleosid-Analoga bei der Transmissionsprophylaxe angelaufen (MITOC-Studie). In diese Studie sollen 3000 exponierte Kinder aufgenommen werden. Die Bedeutung der transienten Verminderung mitochondrialer Funktionen bei einem Großteil der ART-exponierten Kinder auf den wachsenden Organismus ist derzeit noch unklar. Diese Befunde aber betonen die Notwendigkeit von Langzeit-Nachuntersuchungen dieser Kinder.

Literatur

1. Connor EM, Sperling RS, Gelber R, et al. Reduction of maternal-infant transmission of human immunodeficiency virus type 1 with zidovudine treatment. Pediatric AIDS Clinical Trials Group Protocol 076 Study Group. N Engl J Med 1994; 331:1173-80.

2. Mandelbrot L, Landreau-Mascaro A, Rekacewicz C, et al. Lamivudine-zidovudine combination for prevention of maternal-infant transmission of HIV-1. JAMA 2001; 285:2083-93.

3. Grosch-Wörner I BB, Debatin KM, Enenkel-Stoodt S, Hoger P, Landwehr-Dobberstein C, Wahn V, Wintergerst U. Intermediate results of a multicenter study in long-term management of HIV exposed and infected children. Monatsschr Kinderheilkd 1993; 141:227-236.

4. group IPH. The mode of delivery and the risk of vertical transmission of human immunodeficiency virus type 1. NEJM 1999; 340:977-987.

5. Sperling RS, Shapiro DE, McSherry GD, et al. Safety of the maternal-infant zidovudine regimen utilized in the Pediatric AIDS Clinical Trial Group 076 Study. AIDS 1998; 12:1805-13.

6. Le Chenadec J, Mayaux MJ, Guihenneuc-Jouyaux C, Blanche S. Perinatal antiretroviral treatment and hematopoiesis in HIV-uninfected infants. AIDS 2003; 17:2053-61.

7. Landreau-Mascaro A, Barret B, Mayaux MJ, Tardieu M, Blanche S. Risk of early febrile seizure with perinatal exposure to nucleoside analogues. Lancet 2002; 359:583-4.

8. Blanche S, Tardieu M, Rustin P, et al. Persistent mitochondrial dysfunction and perinatal exposure to antiretroviral nucleoside analogues. Lancet 1999; 354:1084-9.

9. Poirier MC, Divi RL, Al-Harthi L, et al. Long-term mitochondrial toxicity in HIV-uninfected infants born to HIV-infected mothers. J Acquir Immune Defic Syndr 2003; 33:175-83.

10. Gerschenson M, Nguyen V, Ewings EL, et al. Mitochondrial toxicity in fetal Erythrocebus patas monkeys exposed transplacentally to zidovudine plus lamivudine. AIDS Res Hum Retroviruses 2004; 20:91-100.

11. Gerschenson M, Nguyen VT, St Claire MC, et al. Chronic stavudine exposure induces hepatic mitochondrial toxicity in adult Erythrocebus patas monkeys. J Hum Virol 2001; 4:335-42.

12. Shiramizu B, Shikuma KM, Kamemoto L, et al. Placenta and cord blood mitochondrial DNA toxicity in HIV-infected women receiving nucleoside reverse transcriptase inhibitors during pregnancy. J Acquir Immune Defic Syndr 2003; 32:370-4.

13. Alimenti A, Burdge DR, Ogilvie GS, Money DM, Forbes JC. Lactic acidemia in human immunodeficiency virus-uninfected infants exposed to perinatal antiretroviral therapy. Pediatr Infect Dis J 2003; 22:782-9.

14. Giaquinto C DRA, Giacomet V, Rampon O, Ruga E, Burlina A, De Rossi A, Sturkenboom M, D'Elia R. Lactic acid levels in children perinatally treated with antiretroviral agents to prevent HIV transmission. AIDS 2001; 15:1074-1075.

15. Noguera A, Fortuny C, Munoz-Almagro C, et al. Hyperlactatemia in human immunodeficiency virus-uninfected infants who are exposed to antiretrovirals. Pediatrics 2004; 114:e598-603.

16. Barret B, Tardieu M, Rustin P, et al. Persistent mitochondrial dysfunction in HIV-1-exposed but uninfected infants: clinical screening in a large prospective cohort. AIDS 2003; 17:1769-85.

17. Nucleoside exposure in the children of HIV-infected women receiving antiretroviral drugs: absence of clear evidence for mitochondrial disease in children who died before 5 years of age in five United States cohorts. J Acquir Immune Defic Syndr 2000; 25:261-8.

18. Lange J SR, Brinkman K et al. Review of neurological adverse events in relation to mitochondrial dysfunction in the prevention of mother to child transmission of HIV: Petra study. Second Conference on Global Strategies for the prevention of HIV transmission from mothers to infants, Montreal, 1.-6.9.1999. 1999.

19. Exposure to antiretroviral therapy in utero or early life: the health of uninfected children born to HIV-infected women. J Acquir Immune Defic Syndr 2003; 32:380-7.

20. Engelhorn C SG, Buchholz B, Dunsch D, Neubert J, Vetsi T, Notheis G, Belohradsky B.H., Wintergerst U. The long term influence of intra-and/or peripartal antiretroviral prophylaxis on HIV-exposed not HIV-infected children. Convir, Regensburg 14.-16.5.2004. 2004.

21. Riecke K B-WI, Stahlmann R. Anophthalmia induced in rats by pre- and postnatal exposure to indinavir and ritonavir. 39th Interscience conference on Antimicrobial Agents and Chemotherapy, San Francisco 26.-29.9.1999 1999.

22. Lorenzi P, Spicher VM, Laubereau B, et al. Antiretroviral therapies in pregnancy: maternal, fetal and neonatal effects. Swiss HIV Cohort Study, the Swiss Collaborative HIV and Pregnancy Study, and the Swiss Neonatal HIV Study. AIDS 1998; 12:F241-7.

23. McGowan JP, Crane M, Wiznia AA, Blum S. Combination antiretroviral therapy in human immunodeficiency virus-infected pregnant women. Obstet Gynecol 1999; 94:641-6.

24. Culnane M FM, Lee SS, McSherry G, Brady M, O'Donnell K, Mofenson L, Gortmaker SL, Shapiro DE, Scott G, Jimenez E, Moore EC, Diaz C, Flynn PM, Cunningham B, Oleske J. Lack of long-term effects of in utero exposure to zidovudine among uninfected children born to HIV-infected women. Pediatric AIDS Clinical Trials Group Protocol 219/076 Teams. JAMA 1999; 281:151-157.

25. Hanson IC, Antonelli TA, Sperling RS, Oleske JM, Cooper E, Culnane M, Fowler MG, Kalish LA, Lee SS, McSherry G, Mofenson L, Shapiro DE. Lack of tumors in infants with perinatal HIV-1 exposure and fetal/neonatal exposure to zidovudine. J Acquir Immune Defic Syndr Hum Retrovirol 1999; 20:463-7.

26. Grubert TA WU, Lutz-Friedrich R, Belohradsky BH, Rolinski B. Long-term antiretroviral combination therapy including lamivudine in HIV-1 infected women during pregnancy. AIDS 1999; 13:1430-1.

27. Lorenzi P SV, Laubereau B, Hirschel B, Kind C, Rudin, C, Irion O, Kaiser L. Antiretroviral therapies in pregnancy: maternal, fetal and neonatal effects. AIDS 1998; 12:F241-F7.

28. Silverman NS WD, Hitti J, Money DM, Livingston E, Axelrod J, Ernest JM, Robbins D; DiVito MM. Initial multicenter experience with double nucleoside therapy for human immunodeficiency virus infection during pregnancy. Infect Dis Obstet Gynecol 1998; 237-43.

29. Alimenti A, Forbes JC, Oberlander TF, et al. A prospective controlled study of neurodevelopment in HIV-uninfected children exposed to combination antiretroviral drugs in pregnancy. Pediatrics 2006; 118:e1139-45.

30. Brogly SB, Ylitalo N, Mofenson LM, et al. In utero nucleoside reverse transcriptase inhibitor exposure and signs of possible mitochondrial dysfunction in HIV-uninfected children. AIDS 2007; 21:929-38.

31. Hankin C, Lyall H, Peckham C, Tookey P. Monitoring death and cancer in children born to HIV-infected women in England and Wales: use of HIV surveillance and national routine data. AIDS 2007; 21:867-9.

Kinderwunsch und Schwangerschaft bei HIV-Infektion

3. Kinderwunsch und Schwangerschaft bei HIV-Infektion

3.1. Beratung beim Kinderwunsch HIV-infizierter Menschen

3.1.1. Einleitung

In Deutschland leben zur Zeit etwa 56.000 Menschen mit HIV und AIDS, davon etwa 19 % Frauen (1).

Durch die Fortschritte in der antiretroviralen Therapie ist AIDS in den letzten Jahren zu einer zwar chronischen, aber behandelbaren Erkrankung geworden. Dies wird auch in einer deutlichen Verminderung der Erkrankungs- und Sterblichkeitsrate sichtbar. Lebenserwartung und Lebensqualität sind in vielen Fällen gestiegen, so dass sich schon verloren geglaubte Lebensperspektiven - z.B. in Bezug auf Beruf, Ausbildung, Partnerschaft und Familie - wieder eröffnet haben. Fast 75 % der HIV-Infizierten sind zwischen 20 und 39 Jahren alt, so dass im Rahmen einer zukunftsorientierteren Lebensplanung häufig der Wunsch nach einem eigenen Kind auftritt. Für HIV-positive Frauen kommt hinzu, dass durch die Kombination von antiretroviraler Behandlung der Mutter und des Neugeborenen und elektiver Sectio vor Einsetzen der Wehentätigkeit die Transmissionsrate auf unter 2 % gesenkt werden konnte. Schwerpunktpraxen, AIDS-Hilfen und andere Beratungsstellen und auch gynäkologische Praxen und klinische Einrichtungen verzeichnen in den letzten Jahren immer häufiger Anfragen HIV-positiver Männer und Frauen mit Kinderwunsch.

Dennoch ist es für von der HIV-Infektion betroffene Paare nicht selten schwierig, Informationen und fachliche Unterstützung im Hinblick auf die Verwirklichung des Kinderwunsches zu finden. Dies betrifft vor allem HIV-positive Frauen oder HIV-konkordante Paare. In vielen Fällen ist der Ausweg aus dem Dilemma zwischen ungewollter Kinderlosigkeit und dem Wunsch nach einer Konzeption ohne Infektionsrisiko aber möglich (2): Ist der Mann HIV-positiv, werden schon seit Ende der achtziger Jahre Verfahren der assistierten Reproduktion mit speziell aufbereitetem Sperma des Ehemannes durchgeführt. Bei einer HIV-Infektion der Frau ist, sofern keine Fertilitätsstörungen vorliegen, keine assistierte Reproduktion notwendig, da hier die Methode der Selbstinsemination ohne Gefährdung des Partners zur Verwirklichung des Kinderwunsches führen kann.

Die im Jahr 2001 erstmals veröffentlichten und 2007 neu bearbeiteten Deutsch-Österreichischen Empfehlungen zur Diagnostik und Behandlung HIV-diskordanter Paare mit Kinderwunsch haben in medizinischer Hinsicht eine Lücke geschlossen und bieten ÄrztInnen eine fundierte Grundlage für den Umgang mit dem Kinderwunsch ihrer PatientInnen (3, 4).

Darüber hinaus spielt aber eine Vielzahl psychosozialer Faktoren eine große Rolle in der Beratung und Betreuung betroffener Paare und Familien. Hintergründe und motivationale Aspekte des Kinderwunsches sowie Strategien der Beratung und Unterstützung sollen in diesem Beitrag dargestellt werden.

3.1.2. HIV-Infektion und Reproduktionsmedizin - ein kurzer historischer Abriss

Im Jahr 1989 begann die Mailänder Arbeitsgruppe um Augusto Semprini (5) mit der reproduktionsmedizinischen Behandlung der ersten Paare, bei denen der Partner HIV-positiv, die Partnerin negativ war. Um auch in Deutschland betroffenen Paaren eine reproduktionsmedizinische und zusätzlich psychosoziale und medizinische Beratung, Betreuung und Unterstützung anzubieten, wurde im Oktober 1991 durch das Kuratorium für Immunschwäche in München das Projekt "Kinderwunsch bei HIV-diskordanten Paaren" gegründet. Bis zum Ende des Projektes im Jahr 2002 wurden mehr als 250 Paare - auch aus dem europäischen Ausland - beraten. In den ersten Jahren wurden die Behandlungen zunächst in Kooperation mit den Universitätsfrauenkliniken in Bonn und Mailand, ab 1995 überwiegend in Mannheim durchgeführt. In den vergangenen Jahren haben sich immer mehr reproduktionsmedizinische Zentren bereit erklärt, die Behandlungen zu übernehmen.

Die dokumentierten Erfolge der Behandlungsmethode - vor allem die Tatsache, dass bisher noch keine Mutter durch die Behandlung infiziert wurde - haben in vielen weiteren Ländern, auch außerhalb Europas, zur Einrichtung von Programmen der assistierten Reproduktion mit aufbereitetem Sperma geführt (6, 7, 8). CREAThE, ein Zusammenschluss europäischer reproduktionsmedizinischer Zentren, veröffentlichte 2007 die Ergebnisse einer multizentrischen Studie an 1036 Paaren mit HIV-positivem Partner, die in 3390 Zyklen mit aufbereitetem Sperma behandelt wurden. In keinem Fall wurde von einer Serokonversion der Mutter berichtet (10). Die tatsächliche Zahl der Behandlungen dürfte wesentlich höher liegen, da nicht alle europäischen Zentren an dieser Studie beteiligt waren (11). Auch aus den USA liegen inzwischen mehrere Studien vor, die weitere Hinweise auf die Sicherheit der Aufbereitungs- und Behandlungsmethoden liefern (12, 13). Auch HIV-positive Frauen mit Kinderwunsch werden in Deutschland bei Vorliegen von Fertilitätsstörungen inzwischen seit mehreren Jahren behandelt: Manche Paare wenden sich auch an Zentren in Belgien, Frankreich oder Großbritannien (8, 14, 15, 16).

3.1.3. Motivationen und Hintergründe des Kinderwunsches

Die Gründe für den Kinderwunsch sind sowohl bei Frauen wie bei Männern eher emotional als rational geprägt und von Gefühlen und Sehnsüchten beeinflusst. Dieser Aspekt betrifft aber keineswegs nur HIV-positive Menschen, sondern auch "gesunde" Paare mit Kinderwunsch. Diese sind allerdings nur selten einem Rechtfertigungsdruck ausgesetzt und setzen sich oft auch nicht so intensiv mit ihrer Lebenssituation und -perspektive auseinander wie von der HIV-Infektion betroffene Paare.

War in den frühen neunziger Jahren noch ein häufiger Grund für den Kinderwunsch vieler Betroffener, dass nach ihrem Tod ein Teil von ihnen oder auch von der Partnerschaft weiterleben sollte, wird heute diese Begründung nur noch selten genannt. Im Vordergrund stehen jetzt die durch die antiretrovirale Therapie verlängerte Lebensperspektive und verbesserte Lebensqualität und die Hoffnung auf eine möglichst lange gemeinsame Zukunft als Familie. Häufig ergibt sich der Kinderwunsch in einer als besonders tragfähig und einzigartig erlebten Partnerschaft. Das Bedürfnis nach Sicherheit und Geborgenheit in einer vollständigen Familie und das Zutrauen in die eigene Fähigkeit zur Elternschaft sind elementare Bestandteile der neuen Lebensplanung. Wünsche, Verantwortung für ein Kind tragen und Liebe und positive Erfahrungen weitergeben zu wollen, entwickeln sich. Manche Frauen verspüren auch eine Art "innerer Bereitschaft" oder haben das Gefühl, dass ihre "biologische Uhr tickt".

Einflüsse des sozialen Umfeldes eines Paares können eine große Rolle spielen: Herkunftsfamilien und Freunde sind oft nicht über die Infektion informiert und können hinsichtlich der Familienplanung starken Druck ausüben.

Nicht zuletzt ist der Kinderwunsch auch oft motiviert durch ein Bedürfnis nach sozialer Integration als vollständige Familie.

Auch alleinstehende HIV-positive Frauen setzen sich mit dem Kinderwunsch auseinander. Die Thematik des Kinderwunsches ist oft mit der Frage nach der eigenen Lebensperspektive verknüpft. Mit der Vorstellung, Mutter zu werden, kann die als begrenzt erlebte Lebensperspektive wieder eine Ausweitung erfahren.

In der Beratung von Menschen mit Migrationshintergrund wird häufig deutlich, wie sehr auch kulturelle Hintergründe den Kinderwunsch bestimmen. Viele Betroffene kommen aus Ländern, in der die Reproduktionsfähigkeit traditionell noch sehr viel mehr Gewicht hat als in Deutschland. Beratung und Aufklärung finden hier häufig nicht nur in sprachlicher Hinsicht unter schwierigen Bedingungen statt und erfordern Einfühlung in andere Lebenswelten und -vorstellungen.

3.1.4. Grundlegende Aspekte der Beratung bei Kinderwunsch

Manchmal ist die Beratung wegen eines Kinderwunsches die erste Möglichkeit für ein Paar, überhaupt einmal offen über familiäre Lebensentwürfe und die zugrundeliegenden Motivationen zu sprechen. Gerade bei heterosexuellen Paaren ist die Angst, die HIV-Infektion eines oder gar beider Partner im sozialen Umfeld zu offenbaren, häufig sehr groß. Noch schwerer ist es oft, den Kinderwunsch innerhalb der Ursprungsfamilie zu thematisieren. Meist wird die Ablehnung und Zurückweisung durch Angehörige oder auch deren Überlastung befürchtet. Eine vorurteilsfreie Beratung ist eine gute Basis für eine Auseinandersetzung mit der Bedeutung des Kinderwunsches, zukünftigen Belastungen, fehlender sozialer Unterstützung, Ängsten vor einer Krankheitsprogression oder einer aktuell stark belasteten Lebenssituation.

Ziel der Beratung und, wenn möglich, weiteren Begleitung sollte sein, die Paare zu unterstützen, ihre Problemsituation eigenverantwortlich zu bewältigen und eigene Handlungskompetenzen zu entwickeln. In Einzelfällen kann es notwendig werden, die Kontaktaufnahme zu Einrichtungen des AIDS-Beratungssystems oder niedergelassenen PsychotherapeutInnen zu fördern.

Viele Paare haben sich schon vor einer Kinderwunschberatung mit der möglichen Erkrankung, Pflegebedürftigkeit oder auch dem Tod des Partners/der Partnerin auseinandergesetzt. Weitere Fragen, deren Abklärung hilfreich sein kann, sind z.B.:

- Welche Pläne sind hinsichtlich der zukünftigen Lebensgestaltung mit dem Kind vorhanden?
- Realisieren beide Partner, welche Belastungen auf sie zukommen können, wenn eine/r von beiden schwer erkrankt, vielleicht pflegebedürftig wird, die Arbeit aufgeben muss?
- Welches Maß an Sicherheit in der finanziellen und sozialen Situation braucht das Paar?
- Gibt es Personen im nahen Umfeld, deren Unterstützung erwartet werden kann?

In Partnerschaften, die geprägt sind durch soziale Isolation, Druck von Seiten der Herkunftsfamilie, für Nachkommen zu sorgen, durch den Wunsch, das Bild einer "Normalfamilie" aufrechtzuerhalten, oder auch durch fehlende Zukunftsperspektiven, kann der Kinderwunsch zu starken Belastungen führen. In Einzelfällen wird die gesamte Lebensführung dadurch dominiert. Manchmal sind dieser Wunsch und die Versuche der Verwirklichung das einzige Mittel, um eine Partnerschaft noch aufrechtzuerhalten. In solchen Fällen sollte dem Paar psychosoziale Unterstützung angeboten werden, damit es, einen Ausweg aus dieser einengenden Situation zu finden und möglicherweise alternative Lebenskonzepte zu entwickeln.

Da es nach den Richtlinien des Gemeinsamen Bundesausschusses bei HIV-Infektion nach wie vor keine Verpflichtung der Krankenkassen zu einer Übernahme der Kosten einer reproduktionsmedizinischen Behandlung gibt, ist auch die Besprechung der finanziellen Situation sehr wichtig (4).

Die Paare sollten auf mögliche Belastungen vorbereitet werden, die im Zusammenhang mit Diagnostik und Behandlung auftreten können. Die medizinische Diagnostik im Vorfeld einer reproduktionsmedizinischen Behandlung, die u.a. den Immunstatus, den Ausschluss bakterieller oder viraler Infektionen und die gynäkologische und andrologische Diagnostik zum Ausschluss von Fertilitätsstörungen umfasst, stellt sich oft als erste Belastungsprobe heraus. Die Angst vor Befunden, die bedeuten könnten, dass der Kinderwunsch nicht oder noch nicht realisiert werden kann, beeinträchtigt die Paare in unterschiedlichem Ausmaß. In dieser Phase kann es dazu kommen, dass sich die Partner sehr stark auf rein medizinische und biologische Anteile reduziert fühlen, was in Einzelfällen zu Störungen der partnerschaftlichen Sexualität führen kann. Sind gynäkologische Eingriffe oder Hormonbehandlungen notwendig, können ebenfalls psychische Belastungen auftreten.

Nicht immer ist es möglich, Paare auf die Enttäuschung ihrer Erwartungen vorzubereiten. Die Abwehrmechanismen können so stark sein, dass eine Nichterfüllbarkeit des Kinderwunsches überhaupt nicht vorstellbar ist. In jedem Fall ist es notwendig, dem Paar die Möglichkeit zu geben, auch Emotionen wie Enttäuschung, Wut oder Trauer zu äußern.

Sind die Voruntersuchungen erfolgreich abgeschlossen, beginnt die Behandlungsphase, in deren Verlauf neue Belastungsfaktoren auftreten können: Während einige Paare die assistierte Reproduktion als notwendiges "technisches Hilfsmittel" empfinden und den jeweiligen Behandlungsterminen gelassen entgegensehen, setzen sich andere Paare einem hohen Erwartungsdruck aus. Die Kontrolle des Zyklus und die Behandlung erhalten dann einen Stellenwert, der die gesamte Lebensgestaltung überschattet (eine Reaktion, die auch bei anderen Paaren im Laufe von Fertilitätsbehandlungen beobachtet wird). Da in der Regel mehrere Behandlungszyklen erforderlich sind, bevor es zu einer Schwangerschaft kommt, besteht die Gefahr einer Fixierung auf den unbedingten "Erfolg" der

Behandlung. Erfolglose Behandlungen führen zu Gefühlen des Versagens, der Wertlosigkeit oder Resignation. Die Angst vor erneutem "Versagen" führt zu Befürchtungen, dass der große Stress sich negativ auf die Fruchtbarkeit auswirken könnte. Hinzu kommt manchmal die Angst, dass bei langer Behandlungsdauer eine Progression der HIV-Erkrankung oder das Alter der Partnerin die Verwirklichung des Kinderwunsches unmöglich macht.

Führt die reproduktionsmedizinische Behandlung nach mehreren Versuchen nicht zum Erfolg, liegt der Abbruch oder die Weiterführung im Ermessen des Paares und des behandelnden Arztes/der Ärztin. Im Idealfall sind begleitend zur Behandlung schon Gespräche über Alternativen im Fall des Scheiterns möglich. Kann ein Paar seine Beziehung auch ohne Kind als bereichernd und erfüllt erleben, bleibt dennoch der schmerzhafte Prozess des Abschieds von der Lebensperspektive als Familie. In seltenen Fällen entscheiden sich Paare wegen des Scheiterns oder der Nichtdurchführbarkeit einer homologen Behandlung für die heterologe Insemination. Für sie ist die biologische Vaterschaft weniger bedeutend als die Möglichkeit, als Familie leben zu können und nicht auf ein Kind verzichten zu müssen.

Auch während der Schwangerschaft und nach der Geburt kann eine erneute Beratung oder psychotherapeutische Unterstützung erforderlich werden. Manchmal werden z.B. bei den nicht infizierten Partnerinnen schon überwunden geglaubte Ängste vor einer HIV-Infektion aktualisiert und führen zu massiven Beeinträchtigungen der partnerschaftlichen Sexualität. Auch Gefühle der Überlastung und Überforderung mit der neuen Lebenssituation können auftreten.

3.1.5. Zusätzliche Aspekte der Beratung bei HIV-Infektion der Frau

Eine große Rolle spielt die Vermittlung von Informationen über den Verlauf der Schwangerschaft, die antiretrovirale Therapie und die Transmissionsprophylaxe.

HIV-positive Frauen setzen sich in der Regel sehr intensiv mit ihrer Verantwortung für die Gesundheit und die Entwicklung ihres Kindes auseinander. Fragen, die sich nicht infizierte Frauen selten stellen, wie z.B. nach der Versorgung des Kindes im Krankheits- oder Todesfall, nach der zur Verfügung stehenden Lebenszeit, nach der Verantwortung für die Gesundheit und das Wohl des Kindes, sind für betroffene Frauen oft schon während des Prozesses der Entscheidung für oder gegen eine Schwangerschaft relevant. Neben der Angst, die HIV-Infektion zu übertragen, tritt gerade bei schon vorbehandelten Frauen die Befürchtung, dem Ungeborenen durch die antiretroviralen Medikamente Schaden zuzufügen. Die vorbehaltlose, sachliche Vermittlung von Grundlageninformationen und die Möglichkeit, aktiv mitentscheiden zu können, wenn es um die Änderung von Therapieregimes geht, sind wichtige Voraussetzungen für die *Adhärenz* und verantwortungsbewusste Entscheidungen.

Obwohl in der Betreuung HIV-positiver Schwangerer häufig deutlich wird, wie positiv sich die Schwangerschaft auf das Lebensgefühl und den Gesundheitszustand auswirken kann, ist die Aufrechterhaltung des Beratungsangebotes nach Eintreten der Schwangerschaft sehr wichtig. Es können neue Fragen und Probleme oder Krisen auftreten, die Angst oder Hoffnungslosigkeit auslösen, z.B. durch Veränderungen und Beeinträchtigungen der körperlichen Verfassung und des subjektiven Krankheitserlebens.

Auch der Phase der Vorbereitung auf die Geburt sollte im ärztlichen oder Beratungsgespräch Zeit gewidmet werden. Jede Frau hat Wünsche und Vorstellungen hinsichtlich des Geburtsverlaufes und der Atmosphäre, in der eine Entbindung stattfindet. Die Auseinandersetzung mit der Entscheidung für oder gegen eine Kaiserschnittentbindung, mit der antiretroviralen Behandlung der Mutter und nach der Geburt auch des Kindes und mit dem Wissen, das Kind nicht stillen zu dürfen, können einen oft schmerzhaften Abschied von diesen Vorstellungsbildern und Hoffnungen bedingen. Wichtig ist, der künftigen Mutter die Sicherheit zu vermitteln, dass sie ihrem Kind auch ohne es zu stillen die Sorge und Zuwendung geben kann, die es braucht. Spezialisierte Hebammen können schon in dieser Zeit einen wichtigen Beitrag zur Unterstützung der Schwangeren liefern.

Unabdingbar ist hier, wie während der ganzen Schwangerschaft, eine hohe Qualität des medizinisch-beraterischen Netzwerkes, die eine Zusammenarbeit in den Bereichen HIV-spezifische Behandlung, Gynäkologie, Pädiatrie, mit Hebammen und dem psychosozialen Beratungssystem gewährleistet.

Die Phase der Unsicherheit nach der Geburt, ob das Kind infiziert wurde oder nicht, ist dank sensitiver Nachweismethoden heute auf wenige Wochen zu verkürzen. Die tatsächliche Tragfähigkeit der Partnerschaft und des weiteren sozialen Netzes wird sich in der kommenden Zeit herausstellen, wenn viele neue Fragen und Befürchtungen hinsichtlich der weiteren Zukunft mit ihrem Kind auf die Mutter zukommen.

Die Reaktionen des sozialen Umfeldes werden mit Sicherheit nicht immer hilfreich zur Bewältigung der Anforderungen beitragen. Immer noch befürchten - und erfahren - vor allem HIV-positive Mütter Diskriminierungen im gesellschaftlichen Umfeld und sehen sich gezwungen, ihre Infektion zu verheimlichen.

Im Fall einer HIV-Infektion des Kindes kann es neben der Sorge um den eigenen Krankheitsverlauf zu Sorgen um das Kind und möglicherweise auch zu Schuldgefühlen und Selbstzweifeln kommen. Psychosoziale Unterstützung und der Erfahrungsaustausch mit anderen betroffenen Müttern ist hier oft hilfreich.

3.1.6. Die Methode der Selbstinsemination

HIV-positive Frauen und ihre negativen Partner, bei denen keine Fertilitätsstörungen vorliegen, die eine Zeugung auf natürlichem Weg verhindern würden, haben die Möglichkeit der "Selbstinsemination" zur Verwirklichung des Kinderwunsches. Diese Methode ist technisch nicht kompliziert und birgt kein Infektionsrisiko für den Partner.

Der erste Schritt ist die Bestimmung des Ovulationszeitpunkts. Dies kann die Frau mittels kontrazeptiver Computersysteme oder LH-Urinstix selbst oder auch mit frauenärztlicher Unterstützung vornehmen. Bei regelmäßigem Zyklus empfiehlt sich auch die Führung einer Basaltemperaturkurve, mit der idealerweise drei Monate vor Beginn der Selbstinsemination begonnen werden sollte. Im Einzelfall kann es notwendig sein, die Ovulation medikamentös zu unterstützen.

Eine Selbstinsemination sollte nicht öfter als zweimal pro Zyklus (z.B. am 10. und 12., bzw. 11. und 13. Zyklustag) durchgeführt werden, bei verlängertem, verkürzten oder unregelmäßigem Zyklus sind die Termine entsprechend anzupassen. Es ist nicht ratsam, häufigere Versuche vorzunehmen, da dann der Gehalt des Ejakulats an reifen motilen Spermien geringer wird, und das Paar durch Planungsaufwand und Termindruck einer verstärkten psychischen Belastung ausgesetzt sein kann.

Die Insemination selbst kann mit unterschiedlichen Methoden durchgeführt werden: entweder wird das spermizidfreie Kondom nach einem geschütztem Geschlechtsverkehr umgestülpt in die Vagina eingeführt und entleert, oder das Ejakulat mittels Portiokappe, Diaphragma, Vaginalapplikator oder Spritze in die Vagina eingebracht.

Liegen allerdings bei der Partnerin oder dem Partner Fertilitätsstörungen vor, wird der Weg zur Verwirklichung des Kinderwunsches deutlich schwieriger. Nur sehr wenige ReproduktionsmedizinerInnen in Deutschland sind bisher bereit, Paare in solchen Fällen mittels assistierter Reproduktion zu unterstützen. Näheres dazu im Abschnitt 3.2.1.4.

Wenn beide Partner HIV-positiv sind, stellen sich natürlich Fragen hinsichtlich der Lebenserwartung und gemeinsamen Zukunftsperspektive in besonderem Maße. Hinzu kommen durch die bisherige Datenlage noch nicht endgültig geklärte Vorbehalte: Obwohl sogenannte Superinfektionen mit anderen oder auch resistenten Virusstämmen bei ungeschütztem Geschlechtsverkehr unter HIV-konkordanten Paaren bisher selten dokumentiert wurden, sollten Paare darauf aufmerksam gemacht werden. Auch der Schutz der HIV-positiven Frau vor anderen sexuell übertragbaren Infektionen ist eventuell zu berücksichtigen. Ein Ansatz zu einer Lösung könnte eine sorgfältige Diagnostik möglicherweise vorliegender sexuell übertragbarer Erkrankungen, der Ausschluss vorhandener Resistenzen und ggf. eine Empfehlung zur Selbstinsemination oder dem ungeschützten Geschlechtsverkehr zum Eisprungtermin sein.

Letztendlich kann der Weg zum Kind für Paare mit HIV/AIDS sehr schwierig sein und führt nicht in jedem Fall zum Erfolg.

3.1.7. Die Beratung HIV-konkordanter Paare

Sind beide Partner HIV-positiv, kann der Geschlechtsverkehr ohne Kondom eine Option zur

Verwirklichung des Kinderwunsches sein. Allerdings sollte in der Beratung die Möglichkeit einer Superinfektion thematisiert werden. Nach derzeitigem Kenntnisstand ist diese (ggf. verbunden mit der Übertragung medikamentenresistenter Viren) jedoch als eher selten anzusehen, vor allen Dingen, wenn beide Partner erfolgreich antiretroviral behandelt werden. Liegen allerdings bei einem oder beiden Partnern Einschränkungen der Fertilität vor, wird eine reproduktionsmedizinische Behandlung in Deutschland aus ethischen und juristischen Gründen zur Zeit noch kontrovers diskutiert. Die neuen Deutsch-Österreichischen Empfehlungen sehen einen grundsätzlichen Ausschluss dieser Paare von der reproduktionsmedizinischen Behandlung als nicht gerechtfertigt an und legen eine individuelle Beratung und Entscheidung nahe (4). Bisher sind aber nur wenige reproduktionsmedizinische Einrichtungen in Deutschland zur Behandlung HIV-konkordanter Paare bereit.

3.1.8. Ausblick

Der Wunsch nach einem Kind wird in unserer Gesellschaft in der Regel als völlig selbstverständlich angesehen. Die Entscheidung für eine Lebensplanung, in der Kinder keinen Platz haben, wird dagegen eher als Ausnahme betrachtet und nicht immer akzeptiert. Ungewollt kinderlose Paare sehen sich häufig einem starken sozialen Druck ausgesetzt und erleben vielfältige psychische Belastungen. Kinderlosigkeit und niedrige Geburtenraten wurden und werden in vielen Gesellschaften als Beeinträchtigung familiärer, sozialer und politischer Systeme eingeschätzt.

Familien, Paare oder Einzelpersonen, die von der HIV-Infektion betroffen sind, leben nicht unbeeinflusst von diesen gesellschaftlichen Haltungen. Sie müssen aber oft erleben, dass ihr Wunsch nach einem Kind (oder auch nach weiteren Kindern) ignoriert, abgelehnt, kritisiert oder verurteilt wird. In den letzten Jahren ist die Haltung gegenüber Menschen mit HIV/AIDS, die Eltern werden möchten, allerdings deutlich offener und akzeptierender geworden.

Ein neuer Ansatz ist die Prä-Expositionsprophylaxe (PrEP) bei fertilen Paaren mit Kinderwunsch, bei denen der Mann HIV-positiv ist. Valide Daten zur Sicherheit und Effektivität dieser Methode liegen bisher noch nicht vor. Einzelne Arbeitsgruppen haben die Beratung zum Geschlechtsverkehr ohne Kondom zum Eisprungtermin in Verbindung mit einer antiretroviralen Prophylaxe jedoch in ihr Programm aufgenommen (17, 18). Die Senkung des Transmissionsrisikos soll durch die zweimalige Gabe einer antiretroviralen Prophylaxe zum Zeitpunkt der Ovulation bei der HIV-negativen Partnerin erreicht werden. Für eine PrEP bei der HIV-negativen Partnerin kommen nur Männer mit einer dauerhaft supprimierten Viruslast (ultrasensitive HIV-PCR) in Frage. Außerdem sollten keine anderen sexuell übertragbaren Erkrankungen vorliegen. Außerhalb des Ovulationszeitpunkts wird nach wie vor safer Sex empfohlen. Dieser Weg könnte in Zukunft zu einer weiteren Option für HIV-diskordante Paare werden und auch den Paaren einen Weg zum Kind eröffnen, für die reproduktionsmedizinische Unterstützung aus finanziellen Gründen nicht möglich ist.

Literatur

1. Robert-Koch-Institut: Epidemiologisches Bulletin, Sonderausgabe B; HIV-Infektion/AIDS, Halbjahresbericht I/2007. Berlin: RKI 05.10.2007

2. Weigel M, Sonnenberg-Schwan U, Jäger H, Melchert F: 10 Jahre Reproduktionsmedizin bei HIV-diskordanten Paaren in Deutschland. Geburtsh Frauenheilk 2003; 63: 315-320

3. Weigel M., Kremer H., Sonnenberg-Schwan U., Gölz J., Gürtler L. et al.: Diagnostik und Behandlung HIV-diskordanter Paare mit Kinderwunsch. Deutsches Ärzteblatt 2001; 41: 2648-2652

4. Tandler-Schneider M, Sonnenberg-Schwan U, Gingelmaier A, Meurer A, Kremer H, Weigel M et al. Deutsch-Österreichische Leitlinien zur Diagnostik und Behandlung HIV-betroffener Paare mit Kinderwunsch. In press.

5. Semprini AE, Castagna C. Fiore S. et al.: Assisted Conception in Fertile and Infertile HIV-Discordant Couples. In: Jäger, H. (Hrsg.): Mit AIDS leben. Landsberg/Lech: ecomed 1999

6. Dulioust E, Du AL, Costagliola D et al. Semen alterations in HIV-1 infected men. Hum Reprod. 2002 Aug; 17(8): 2112-8

7. Gilling-Smith C. Fertility management of HIV-discordant couples. Current Obstetrics & Gynecology 2003, 13: 307 - 313

8. Ohl J, Partisani M, Wittemer C, et al. Encouraging results despite complexity of multidisciplinary care of HIV-infected women with assisted reproduction. Human Reproduction 2005, July 8.

9. van Leeuwen E, Prins JM, Juriaans S, Boer K et al. Reproduction and fertility in human immunodeficiency virus type-1 infection. Human Reproduction 2007, 13(2), 197-206

10. Bujan L, Hollander L, Coudert M, Gilling-Smith C, Vucetich A et al. Safety and Efficacy of Sperm Washing in HIV-1-Serodiscordant Couples where the Male is Infected: Results from the European CREAThE Network. AIDS 2007, 21: 1909-1914

11. Sonnenberg-Schwan U, Weigel M, Jäger H, Hollander L.: Die Projekte zur assistierten Reproduktion bei HIV: Zugang, Angebote und Ergebnisse im europäischen Vergleich. Hoffmann Ch., Jäger H.: AIDS - Die Auseinandersetzung geht weiter. Landsberg/Lech: verlag moderne industrie mi, 2002

12. Pena JE, Thornton MH, Sauer MV. Assessing the clinical utility of in vitro fertilization with intracytoplasmatic sperm injection in human immunodeficiency virus type 1 serodiscordant couples: report of 113 consecutive cycles. Fertil Steril 2003; 80: 356-62

13. Sauer MV. Sperm washing techniques address the fertility needs of HIV-seropositive men: A clinical review. Reproductive BioMedicine Online 2005; 10: 135-140

14. Sonnenberg-Schwan U, Gilling-Smith C, Weigel M. HIV and Wish for Parenthood. HIV.NET 2007, Wuppertal: Steinhäuser Verlag 2007

15. Kölm P, Tandler-Schneider A, Stief G, Siemann A et al. Erfolgreiche assistierte Reproduktion bei einer HIV-infizierten Patientin – ethische und medizinische Aspekte. Geburtshilfe & Frauenheilkunde 2007, 67, 156-159

16. Coll O, Lopez M, Vidal R, Figueras F et al. Fertility assessment in non-infertile HIV-infected women and their partners. Reproductive BioMedicine Online 2007, 14/4), 488-494

17. Vernazza P, Brenner I, Graf I. Pre-exposure prophylaxis and timed intercourse for HIV-discordant couples willing to conceive a child. Poster Nr. MoPDC01, International AIDS Conference, Sydney, Australien, 07/2007

18. Vernazza L, Hollander L, Semprini A, Anderson D, Duerr A. Correspondence – HIV-discordant couples and parenthood: how are we dealing with the risk of transmission? AIDS 2006, Vol. 20, No.00

3.2. Kinderwunsch HIV-diskordanter Paare: Optionen der Reproduktionsmedizin

Ein eigenes Kind zu haben ist für viele Menschen Ausdruck einer erfüllten Partnerschaft und fester Bestandteil ihrer Lebensplanung. Für HIV-Infizierte schien diese Perspektive schon verloren.

Doch seit in den letzten Jahren die moderne antiretrovirale Therapie (ART) nicht nur die Lebenserwartung verlängert, sondern auch vielfach die Lebensqualität verbessert hat, keimt die Hoffnung auf, dass die Infektion - wenn schon noch immer nicht heilbar - so doch wenigstens kontrollierbar geworden ist. Da etwa 75 % der Betroffenen zwischen 20 und 39 Jahren alt sind, ist es nicht verwunderlich, wenn bei stabilem Infektionsverlauf auch Kinderwunsch erwächst.

Für dessen Erfüllung wird vielfach ungeschützter Geschlechtsverkehr erwogen oder sogar praktiziert. Dabei ist den meisten Paaren die Infektionsgefahr für die gesunde Partnerin bzw. den gesunden Partner und ggf. auch für das Kind vollkommen bewusst (Abb. 3.1): Das Risiko einer sexuellen Transmission wird in der Literatur statistisch zwar "nur" mit 0,05 bis 0,8 % je Koitus beziffert, kann im Einzelfall aber deutlich höher liegen (1,2). Das Infektionsrisiko des Kindes kann durch medizinische Maßnahmen unter idealen Bedingungen auf unter 1 % reduziert werden (3,4).

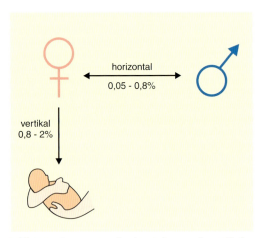

Abb. 3.1: Daten zur horizontalen und vertikalen Virustransmission.

Um Auswege aus diesem Dilemma zwischen ungewollter Kinderlosigkeit und risikobehafteter Konzeption aufzuzeigen, ist eine intensive Beratung über die Optionen - aber auch die Grenzen - der Reproduktionsmedizin bei Kinderwunsch HIV-Infizierter erforderlich. Der vorliegende Beitrag soll hierfür als Grundlage dienen.

3.2.1. HIV-Infektion der (Ehe-)Frau

Die Beratung HIV-positiver Frauen mit Kinderwunsch muss neben dem Schutz des gesunden Partners auch mögliche Interaktionen von Infektion und Gravidität, besondere Schwangerschaftsrisiken, die Gefahr der materno-fetalen Virustransmission und reproduktionsmedizinisch relevante Besonderheiten der Infektion berücksichtigen. Einige dieser Aspekte werden ausführlich in anderen Kapiteln dieses Handbuchs behandelt und sollen deshalb hier nur zusammenfassend dargestellt werden.

3.2.1.1. Besondere Schwangerschaftsrisiken

Aus der Literatur gibt es keinen hinreichenden Anhalt dafür, dass Schwangerschaft und Geburt die Prognose der bestehenden HIV-Infektion verschlechtern, sofern nicht bereits eine manifeste AIDS-Erkrankung eingetreten ist (5). Ebensowenig gibt es Hinweise auf eine mögliche Teratogenität des HI-Virus. Zur Embryo- bzw. Fetotoxizität der aus mütterlicher und/oder kindlicher Indikation eingesetzten antiretroviralen Medikamente ist hingegen die Datenlage - mit Ausnahme von Zidovudin - vielfach noch unbefriedigend, ein mögliches karzinogenes Potenzial wegen der kurzen Beobachtungszeit noch nicht auszuschließen.

Hinsichtlich besonderer Schwangerschaftsrisiken scheinen die Ergebnisse internationaler Metaanalysen, die eine Häufung von Aborten, Totgeburten, Amnioninfektionen und Wachstumsretardierungen sowie eine erhöhte maternale und neonatale Mortalität beschreiben (6), nicht unbedingt auf den deutschen Sprachraum übertragbar zu sein. Hier sind insbesondere unerwünschte Wirkungen antiretroviraler Medikamente und infektiöse Komplikationen wie genitale Kandidosen, Herpes-Effloreszenzen, HPV-assoziierte Dys- und Neoplasien und Harnwegsinfekte zu erwarten. Das Risiko für einen vorzeitigen Blasensprung, eine Amnionitis und für Frühgeburtlichkeit ist etwas erhöht (7, 8, 9).

3.2.1.2. Die materno-fetale Transmission

Das Übertragungsrisiko korreliert allgemein mit der HI-Viruslast im Blut und dem Stadium der Infektion, ist aber auch vom Genotyp des Virus, von ethnischen Dispositionen und von der Compliance der Patientin abhängig (10). Neben diesen globalen Risikomarkern definieren aber vor allem Schwangerschafts- und Geburtsverlauf das fetale Infektionsrisiko, welches durch bakterielle Vaginose, pathologische Wehentätigkeit, Frühgeburtlichkeit, blutiges Fruchtwasser, vorzeitigen Blasensprung, Amnioninfektion und eine vaginale Geburt erhöht wird.

Deshalb definieren heute die Empfehlungen für die Betreuung HIV-positiver Schwangerer neben einer differenzierten ART, einer antiretroviralen Prophylaxe des Neugeborenen und dem Stillverzicht die elektive Schnittentbindung am wehenlosen Uterus unter Erhalt der Fruchtblase als Standard zur Prävention der materno-fetalen Transmission (11). Durch die Summe dieser Maßnahmen kann das Infektionsrisiko auf unter 1 % reduziert werden (3,4), wobei allerdings das Risiko postoperativer mütterlicher Komplikationen erhöht sein kann (12).

3.2.1.3. Reproduktionsmedizinisch relevante Aspekte der HIV-Infektion

Bekanntlich können einige antiretrovirale Medikamente das Endokrinium ungünstig beeinflussen. So kann unter einer Therapie mit Proteasehemmern nicht nur das Auftreten einer Insulinresistenz, sondern auch einer medikamentös induzierten Hyperprolaktinämie beobachtet werden (13), sowie (vermutlich sekundär) die Entwicklung hyperandrogenämischer Störungen. Nach ersten Daten aus dem französischen Kinderwunschprogramm scheint insgesamt die Fertilität HIV-positiver Frauen vermindert zu sein (14), was wohl nur zum Teil durch das durchschnittlich höhere Alter der Patientinnen bei Behandlungsbeginn erklärlich ist. HIV-infizierte Frauen berichten zudem häufiger über Menstruationsstörungen, wobei deren Relevanz für die Fertilität unklar ist. Zumindest in Risikokollektiven muss aber mit einer hohen Prävalenz von bis zu 25 % tubo-peritonealen Störungen gerechnet und entsprechende Diagnostik veranlasst werden (15).

Der Kinderwunsch HIV-positiver Frauen enthält zudem eine ethische Dimension, die viele Reproduktionsmediziner(innen) von einer Behandlung abhält (☞ Kap. 3.1.). Da diese Problemstellungen individuell entschieden werden müssen, sollen sie hier nur angerissen werden: So ist zunächst die Lebenserwartung der künftigen Mutter trotz der verbesserten Möglichkeiten der modernen ART nach wie vor als eingeschränkt zu betrachten. Zum anderen kann ein Dilemma darin gesehen werden, bei einer Erkrankung eine Schwangerschaft herbeizuführen, die in anderen Fällen einen Schwangerschaftsabbruch rechtfertigt, um die Geburt eines geschädigten bzw. infizierten Kindes zu vermeiden. Ein weiteres Problem ergibt sich aus der moralischen Verantwortung für Dritte, die sich beispielsweise als Operationsassistenten, Anästhesie- oder Pflegepersonal im Rahmen invasiver Diagnostik oder fertilitätschirurgischer Eingriffe dem Infektionsrisiko exponieren.

Darüber hinaus gilt es für den behandelnden Arzt potenzielle haftungsrechtliche Aspekte zu berücksichtigen: Wird nach eingehender Aufklärung lediglich beraten, eine endokrine Störung korrigiert oder eine Ovulation induziert, findet ja die Konzeption in der Eigenverantwortung der Betroffenen statt und juristische Konsequenzen sind kaum vorstellbar. Problematischer kann die Situation bereits dann sein, wenn eine Polyovulation induziert und eines der Kinder infiziert geboren wurde. Da Mehrlingsschwangerschaften bekanntlich oft durch vorzeitige Wehentätigkeit und Frühgeburtlichkeit kompliziert werden, welche wiederum wesentliche Risikofaktoren für eine HI-Virustransmission repräsentieren, würde man sich hier zumindest des Vorwurfs der Fahrlässigkeit erwehren müssen. Tritt, wie bei den Verfahren der assistierten Reproduktion, also Insemination oder *in vitro*-Fertilisation, ein Reproduktionsmediziner(in) als "dritte Person" bei der Zeugung hinzu, übernimmt diese zudem eine weitergehende Verantwortung für das mit ihrer/seiner Hilfe erzeugte Kind. Angesichts des mit bis zu 1 % bezifferbaren Transmissionsrisikos kann somit grundsätzlich die Gefahr nicht ausgeschlossen werden, beispielsweise von Kostenträgern für eine Infektion des Kindes und die damit verbundenen Folgekosten haftbar gemacht zu werden (16).

Nicht zuletzt sind die Krankenversicherungsträger nach § 27a Abs. 4 SGB V der geltenden Richtlinien des Bundesausschusses der Ärzte und Krankenkassen bei HIV-Infektion eines Ehepartners grundsätzlich nicht für Verfahren der assistierten Reproduktion leistungspflichtig. Hiervon unberührt sind jedoch alle diagnostischen Verfahren zur Abklärung etwaiger Fertilitätshindernisse und therapeutische Leistungen außerhalb der assistierten Reproduktion (17).

3.2.1.4. Praktisches Vorgehen/Zusammenfassung

Möchte eine HIV-positive Frau ihren Kinderwunsch realisieren, bedarf sie einer umfassenden Beratung und einer intensiven Betreuung. Wegen der Komplexität der Fragestellungen sollten dabei HIV-Schwerpunktärzte, Infektiologen, Andrologen und Gynäkologen eng kooperieren. Eine psychosoziale Begleitung oder die Einbindung in Selbsthilfegruppen kann nicht zuletzt bei der Verarbeitung von Misserfolgserlebnissen hilfreich sein.

Erster Anlaufpunkt der Ratsuchenden sollte die betreuende Schwerpunktpraxis sein. Aufgrund des bisherigen Infektionsverlaufs, des klinischen Bildes und der Laborkonstellation sollen dort etwaige Risiken für die Patientin aufgrund des Infektionsstadiums erörtert, das materno-fetale Transmissionsrisiko individuell abgewogen und über Therapiemöglichkeiten zu dessen Reduktion, aber auch über mögliche Folgen der antiretrovirale Medikation für das Kind *in utero* beraten werden.

In der gynäkologischen Praxis sollte über die allgemeine gynäkologische Routineuntersuchung hinaus zur Prävention späterer Schwangerschaftskomplikationen eine konsequente Diagnostik und Therapie genitaler Infektionen sowie ein serologisches *screening* erfolgen. Das Führen einer Basaltemperaturkurve kann zunächst orientierend eine ovarielle Dysfunktion ausschließen; bei entsprechenden Hinweiszeichen wie anovulatorischem Zyklus oder Lutealphasendefekten ist eine weiterführende endokrinologische Analytik indiziert. Wegen der hohen Prävalenz tubo-peritonealer Störungen ist auch frühzeitig eine sonographische oder radiologische Tubenfaktorprüfung durch Hysterosalpingographie indiziert. Tab. 3.1 fasst die Diagnostik bei Kinderwunsch HIV-positiver Frauen zusammen.

Bei der Frau	Beim Partner
• Gynäkologische Basisdiagnostik (Anamnese, Inspektion, Palpation, Zytologie, Kolposkopie, Sonographie) • Mikrobiologie (Nativpräparat, Kultur, Chlamydien-PCR) • Serologie (Röteln, Toxoplasmose, Syphilis, Zytomegalie, Hepatitis B, C) • Basaltemperaturkurve • ggf. Endokrinologie (LH, FSH, TSH, Prolaktin, DHEA-S, Östradiol, Testosteron, Progesteron) • Hysterosalpingographie • ggf. Pelviskopie, Hysteroskopie • HIV-Status (Anamnese, Untersuchung, quantitative HIV-PCR, CD4/CD8-Zellen)	• Spermiogramm mit bakeriologischer Ejakulatuntersuchung • Serologie (HIV, Hepatitis B, C) • Chlamydien-PCR (Urin)

Tab. 3.1: Paardiagnostik bei Kinderwunsch und HIV-Infektion der (Ehe-)Frau.

Grundsätzlich sollte man bei jeglicher reproduktionsmedizinischen Behandlung HIV-positiver Frauen die in interdisziplinären Empfehlungen festgelegten Rahmenbedingungen beachten (18). Demnach muss eine ovarielle Stimulationsbehandlung mit Antiöstrogenen oder Gonadotropinen qualifiziert überwacht werden mit dem Ziel einer Monoovulation, um den Eintritt einer Mehrlingsschwangerschaft mit ihren oben genannten Risiken zu vermeiden. Sonstige endokrine Störungen wie Hyperprolaktinämie oder Hypothyreose werden in üblicher Weise therapiert.

Durch ein Spermiogramm kann bereits im Vorfeld eine andrologische Subfertilität ausgeschlossen werden. Darüber hinaus ist wegen der bereits erwähnten Infektanfälligkeit eine bakteriologische Untersuchung des Ejakulats ebenso anzuraten, wie eine Testung des Partners auf Chlamydien oder sexuell übertragbare Virusinfektionen wie Hepatitis und - wegen der Problematik der Re-Infektion - HIV.

Zum Schutz des gesunden Partners sollte das Paar über die Möglichkeiten der Selbstinsemination unterrichtet werden (19). Die Methode wird im Abschnitt 3.1.7. ausführlich beschrieben. Der Eintritt einer Schwangerschaft sollte frühestmöglich festgestellt werden, um erforderlichenfalls die ART risikoadaptiert modifizieren zu können. Im Morgenurin ist dies mittels handelsüblicher Urinteststreifen mit einer Empfindlichkeit von 25 bis 50 IU β-HCG (humanes Chorion-Gonadotropin) bereits zwei Tage vor dem erwarteten Eintritt der Regelblutung möglich.

Die dargestellte Beratung und Diagnostik sollte bereits frühzeitig, d.h. bei Bekanntwerden des Kinderwunsches, erfolgen. Dadurch können nicht nur infektiöse Risiken für die HIV-Infizierte - bei Eintritt einer Schwangerschaft auch für das Ungeborene - effektiv reduziert werden, sondern auch durch Aufdeckung bestehender Fertilitätshindernisse die Risikobereitschaft gesenkt werden, trotz aller Bedenken "nur einmal" zur Realisierung des Kinderwunsches ungeschützten Geschlechtsverkehr zu haben. Eine pelviskopische Diagnostik ist grundsätzlich bei Verdacht auf einen Tubenverschluss oder Hinweisen auf eine tubo-peritoneale Störung indiziert. Gegebenenfalls kann dabei in der gleichen Sitzung durch Adhäsiolyse, Salpingo-Ovariolyse oder Salpingostomie die Konzeptionsfähigkeit wieder hergestellt bzw. verbessert werden. Sonographische Auffälligkeiten sollten hysteroskopisch abgeklärt und ggf. durch Abtragung von Polypen oder Enukleation von Myomen therapiert werden. Das Infektionsrisiko für das Operationsteam kann es aber im Einzelfall schwierig machen, eine Einrichtung zu finden, an der solche elektiven Eingriffe durchgeführt werden.

Verfahren der assistierten Reproduktion werden bei HIV-positiven Frauen von der Mehrzahl der Reproduktionsmediziner in Deutschland unter Verweis auf die oben angeführten ethischen und medizinischen Bedenken sowie die ungeklärte haftungsrechtliche Situation abgelehnt. Zudem sind die Erfolgsaussichten aber durch die Bestimmungen des deutschen Embryonenschutzgesetzes bzw. deren nach überwiegender Rechtsauffassung praktizierter Auslegung limitiert, nach der lediglich die Weiterkultur von maximal 3 befruchteten Eizellen erlaubt und eine Selektion von Embryonen verboten ist. Verfolgt man nun bei HIV-positiven Frauen das erklärte Ziel, Mehrlingsschwangerschaften möglichst zu vermeiden und kultiviert nach extrakorporaler Befruchtung nur einen Embryo weiter, sind Schwangerschaftsraten von lediglich 10 bis 12 % zu erwarten. Da die Krankenversicherer sich allenfalls im Ausnahmefall an den Behandlungskosten von ca. Euro 3000,- bis 3500,- beteiligen (17), wird man für diese Verfahren deutschen HIV-positiven Frauen eher eine Behandlung im Ausland anraten müssen.

3.2.2. HIV-Infektion des (Ehe-)Mannes

Ist der (Ehe-)Mann HIV-infiziert, die Frau aber seronegativ, gilt es bei der Kinderwunschbehandlung alleine eine Übertragung der Infektion auf die (Ehe-)Partnerin zu vermeiden. Erscheint eine heterologe Insemination nicht akzeptabel, eröffnen sich heute dem (Ehe-)Paar, dank verbesserter Erkenntnisse über die Virustransmission im Ejakulat, hochsensitiver Methoden des Virusnachweises und adaptierter Verfahren der assistierten Reproduktion, nahezu gefahrlose Wege zur Erfüllung des Kinderwunsches (20,21,22).

Der Vollständigkeit halber sei auch erwähnt, dass einzelne Arbeitsgruppen die Realisierung des Kinderwunsches durch ungeschützten Geschlechtsverkehr unter Einsatz einer Prä-Expositionsprophylaxe anbieten, sofern die Viruslast in einer ultrasensitiven PCR unter der Nachweisgrenze liegt und Normozoospermie besteht (23). Man darf zwar davon ausgehen, dass eine zweimalige Gabe einer antiretroviralen Prophylaxe das Transmissionsrisiko senken kann (24), sofern außerhalb des Ovulationszeitpunktes konsequent mit Kondom verhütet wird. Für eine Empfehlung dieser Vorgehensweise außerhalb von kontrollierten Studien gibt es derzeit noch keine validen Daten.

3.2.2.1. HI-Viren im Ejakulat

Sperma besteht zu etwa 90 % aus Seminalplasma, knapp 10 % des Volumens entfallen auf zelluläre Bestandteile. Diese umfassen üblicherweise nicht

	Nachweis	Technik	Quelle
Viruspartikel/ RNA	ja	EM	Baccetti et al. 1991
Viruspartikel/ RNA	ja	EM	Baccetti et al. 1991
	ja	EM	Dussaix et al. 1993
	ja	EM, ISH, RT-PCR	Baccetti et al. 1994
	ja	EM, ISH, RT-PCR	Baccetti et al. 1994
	nein*	ISH, RT-PCR	Brechard et al. 1997
	nein*	ISH, RT-PCR	Brechard et al. 1997
	nein*	EM, ISH, RT-PCR	Quayle et al. 1998
	nein*	EM, ISH, RT-PCR	Quayle et al. 1998
Provirale DNA	nein	PCR	Mermin et al. 1991
Provirale DNA	nein	PCR	Mermin et al. 1991
	nein	PCR	Anderson 1992
	ja	IS-PCR	Bagasra et al. 1994
	ja/nein*	IS-PCR	Scofield et al. 1994
	ja/nein*	IS-PCR	Scofield et al. 1994
	nein*	PCR	Quayle et al. 1997
	nein*	PCR	Quayle et al. 1997
	nein*	IS-PCR, PCR	Pudney et al. 1998
	nein*	IS-PCR, PCR	Pudney et al. 1998

Tab. 3.2: Literaturübersicht zum Virusnachweis an bzw. in Spermien. EM = Elektronenmikroskopie, ISH = *in situ*-Hybridisierung, IS-PCR = *in situ*-PCR,* = an vitalen, motilen Spermien.

nur 200 bis 300 Millionen Spermien, sondern auch bis zu 10 Millionen sogenannter "Begleitzellen", also Leukozyten und Vorläuferzellen der Spermiogenese. Während als gesichert gilt, dass HI-Viruspartikel in weißen Blutzellen und zellfreiem Seminalplasma enthalten sein und auf Wirtszellen übertragen werden können, wurde über Spermien als Virusträger lange Zeit kontrovers diskutiert (Übersicht bei (25)): In histologischen Hodenschnittpräparaten HIV-Infizierter ist mittels in-situ-PCR (Polymerase-Kettenreaktion) provirale DNA in Spermatogonien, Spermatozyten und seltener auch in Spermatiden beschrieben worden (26). Neuere Untersuchungen konnten diese Ergebnisse nicht mehr bestätigen (27). Offenbar würde diese klonale Infektion aber ohnehin nicht zu infektiösen Spermien zu führen. Denn nach Spermienseparation fanden sich zwar vereinzelte Hybridisierungssignale für virales Progenom bei toten bzw. immobilen Spermien, in motilen Spermien waren jedoch weder mittels in-situ-PCR noch mittels hochsensitiver PCR solche nachweisbar (28,29).

Untersucht man die Ejakulatbestandteile nach alleiniger Dichtegradientenzentrifugation, kann HIV-RNA auch in der Spermienfraktion detektierbar sein (30). Werden aber motile Spermien separat untersucht, sind darin unter Anwendung unterschiedlicher elektronenoptischer und molekularbiologischer Methoden weder virale Partikel noch Virusgenom nachweisbar (27,28). Den heutigen Kenntnisstand über die Möglichkeit einer HI-Virustransmission (Tab. 3.2) darf man somit dahingehend zusammenfassen, dass eine Assoziation von HIV und reifen, vitalen Spermien außerordentlich unwahrscheinlich ist und vitale, motile Spermien somit als Virusträger nicht in Betracht kommen.

3.2.2.2. Spermienseparation und Testung

Bewegliche Spermien lassen sich mit relativ einfachen Aufbereitungstechniken isolieren, wie sie jede reproduktionsmedizinische Einrichtung anbietet (Abb. 3.2): In einem ersten Schritt werden zunächst die Begleitzellen und das Seminalplasma durch Dichtegradientenzentrifugation von den Spermien abgetrennt. In einem zweiten Schritt, dem sogenannten *swim-up*, werden diese mit Kulturmedium überschichtet und bei 37 °C inkubiert.

Während unbewegliche Spermien und etwaige Beimengungen im Sediment verbleiben, reichern sich nach etwa 30 Minuten die motilen Spermien in der oberen Grenzschicht an. Nach neuerlicher Zentrifugation und *swim-up* resultiert dann eine Fraktion reiner, motiler Spermien (21,31). Um die Spermienausbeute bei gleichzeitiger Optimierung der Separation zu erhöhen, werden derzeit Aufbereitungsverfahren in speziellen Systemen wie dem "double tube" oder dem "needle tube" erprobt (23).

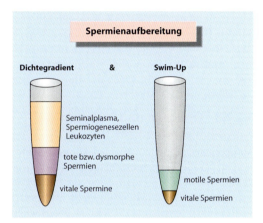

Abb. 3.2: Prinzip der Spermienaufbereitung durch Dichtegradientenzentrifugation, Waschen und swim-up.

Offenbar kann aber auch eine optimale Aufbereitungstechnik die Kontamination mit HI-Viren bzw. Viruspartikeln nicht ausschließen: Von 185 entsprechend der oben beschriebenen Technik aufbereiteten Proben mussten wir 5 wegen schwach-positiver Reaktion auf HIV-RNA der hochempfindlichen RT-PCR verwerfen (32). Die Arbeitsgruppe um Marina (33) fand Virusgenom in 6 von 107 Proben, Chrystie und Kollegen gar in 7 von 76 (34). Da Viruslast und -verteilung im Ejakulat nicht konstant sind, darf man auch nicht auf das Ergebnis einer früheren Aufbereitung vertrauen (35). Provirale DNA wird hingegen offenbar durch die Aufbereitung vollständig eliminiert. Spuren viraler RNA bedeuten zwar nicht zwingend, dass die Probe auch tatsächlich infektiös ist. Käme es aber im Gefolge einer assistierten Reproduktion mit einem kontaminierten Inseminat zu einer Infektion der Frau oder des Kindes, wären neben ethisch-moralischen Schuldfragen dennoch sicherlich auch haftungsrechtliche Konsequenzen zu diskutieren (16).

Deshalb fordern die interdisziplinär getragenen Empfehlungen zu Diagnostik und Behandlung HIV-diskordanter Paare mit Kinderwunsch auch die Testung jeder Probe, die für eine reproduktionsmedizinische Behandlung vorgesehen ist (18). Als empfindlichste Methoden gelten hierfür die PCR bzw. die RT-PCR (Reverse Transkription mit Polymerase-Kettenreaktion), die theoretisch die Detektion eines einzigen Virus bzw. seiner proviralen DNA ermöglichen. Allerdings ist diese große Empfindlichkeit auch mit einem hohen Zeitaufwand und einer gewissen Störanfälligkeit verbunden. Hochsensitive Testsysteme haben deshalb eine untere Nachweisgrenze von etwa 10 Viruskopien. Andere Verfahren zum Virusnachweis liefern zwar schneller ein Ergebnis, sind aber auch wesentlich unempfindlicher.

3.2.2.3. Optionen und Probleme der Reproduktionsmedizin

Aufbereitete, getestete Spermien können grundsätzlich bei allen Verfahren der assistierten Reproduktion verwendet werden. Diese unterscheiden sich aber teilweise erheblich in ihren Erfolgsaussichten und ihrer relativen Sicherheit, aber auch in der Belastung für die Patientin und in den Therapiekosten. Letztere sind deshalb erwähnenswert, weil ja bei HIV-Infektion eines Ehepartners die Krankenversicherungsträger nach den Richtlinien des Bundesausschusses der Ärzte und Krankenkassen nicht leistungspflichtig sind (17). Die Wahl des Therapieverfahrens ergibt sich aus den Befunden der Paardiagnostik (Tab. 3.3).

Bei der Frau	Beim Mann
• Gynäkologische Basisdiagnostik (Anamnese, Inspektion, Palpation, Zytologie, Sonographie)	• HIV-Status (Anamnese, Untersuchung, quantitative HIV-PCR, CD4/CD8-Zellen)
• Basaltemperaturkurve	• Serologien (Hepatitis B und C)
• ggf. Hormonstatus 3.-5. ZT (LH, FSH, TSH, Prolaktin, DHEA-S, E2, Testosteron)	• Chlamydien-PCR (Urin)
	• Spermiogramm mit bakeriologischer Ejakulatuntersuchung
• Mikrobiologie (Nativpräparat, Chlamydien-PCR)	• Hochsensitive HIV-PCR (DNA und RNA) in Nativejakulat und aufbereiteten Spermien
• Serologien (HIV, Röteln, Varizellen, TPHA, Hepatitis B und C)	• ggf. Hormonstatus (Prolaktin, LH, FSH, Testosteron)
• ggf. Hysterosalpingographie, Hysteroskopie, Chromo-Pelviskopie	

Tab. 3.3: Paardiagnostik bei Kinderwunsch und HIV-Infektion des (Ehe-)Mannes.

Die *intrauterine Insemination (IUI)* ist unter den Verfahren der assistierten Reproduktion das einfachste und preiswerteste: Wenige Stunden vor dem Eisprung appliziert man über einen dünnen Katheter etwa 3 bis 5 Millionen beweglicher Spermien in Gebärmutter und Eileiter. Bei regelrechtem Zyklusverlauf ist hierzu eine hormonelle Vorbehandlung nicht unbedingt erforderlich, lediglich der Ovulationszeitpunkt muss durch sonographisches und endokrinologisches Monitoring erfasst werden. Wie oben erläutert, kann heute die Verwendung eines ungetesteten Inseminats nicht mehr empfohlen werden. Auch das negative Ergebnis einer früheren Testaufbereitung gibt keine Gewähr für eine komplette Viruselimination in der aktuellen Probe, da Viruslast und -verteilung im Ejakulat nicht konstant sind (35).

Sofern ein schnelles Testsystem vor Ort verfügbar ist, kann man die aufbereiteten Spermien bis zum Vorliegen des Testergebnisses am nächsten Tag ohne wesentlichen Motilitätsverlust bei 4 °C kältekonservieren (36). Andernfalls muss das Inseminat kryokonserviert werden, auch wenn damit ein Motilitätsverlust von bis zu 30 % verbunden sein kann (37). Dies ist umso bedeutsamer, als bei HIV-Infizierten die Spermienqualität ohnehin gegenüber Gesunden häufig reduziert ist (38,39). Die Kosten einer Behandlung belaufen sich auf 500 bis 1.000 Euro, die Schwangerschaftsrate erreicht abhängig von Spermienzahl und -motilität 10 bis 12 % je Zyklus.

Eine *in vitro-Fertilisation (IVF)* ist insbesondere bei tubo-peritonealen Funktionsstörungen indiziert, kann aber auch wegen andrologischer Subfertilität oder sekundär nach mehrmaliger erfolgloser IUI erforderlich werden. Die Belastung für die Patientin ist durch die obligate hormonelle Vorbehandlung, das dadurch erforderliche intensive Zyklusmonitoring und die transvaginale Follikelpunktion zur Eizellentnahme deutlich höher. Nach Transfer von maximal 3 Embryonen beträgt die Schwangerschaftsrate unter den Auflagen des deutschen Embryonenschutzgesetzes etwa 25 bis 28 % je Transfer, die Mehrlingsrate liegt bei 25 % (40). Die Therapiekosten belaufen sich einschließlich Medikamenten, Spermienaufbereitung, -testung und -kryokonservierung auf etwa Euro 3.000,-.

Ist die Spermienqualität - sei es nativ oder nach Kryokonservierung - so stark eingeschränkt, dass eine IUI oder IVF nicht mehr aussichtsreich erscheinen, bietet sich die *intrazytoplasmatische Spermieninjektion (ICSI)* an. Von der konventionellen IVF unterscheidet sich dieses Verfahren lediglich dadurch, dass die Fertilisation assistiert erfolgt, d.h. dass unter mikroskopischer Kontrolle ein einzelnes Spermium des Ehemannes direkt in die Eizelle der Ehefrau injiziert wird. Theoretisch ist diese Mikroinjektion eines morphologisch unauffälligen, motilen Spermiums als das sicherste Behandlungsverfahren einzuschätzen. Die Kosten der gesamten Behandlung sind aber mit Euro 3.500 bis 4.000 je Zyklus zu veranschlagen.

Die ethische Frage, ob die eingeschränkte Lebenserwartung des künftigen Vaters einer Behandlung entgegensteht, muss individuell beantwortet werden. Sicherlich hat das Argument, durch eine Behandlung "Halbwaisen in die Welt zu setzen", durch die Fortschritte der antiretroviralen Therapie in den letzten Jahren ganz erheblich an Gewicht verloren. Gleichwohl ist die verbleibende Lebenserwartung aber ein Gesichtspunkt, der mit dem Paar im Rahmen des Aufklärungsgesprächs offen erörtert werden muss.

Selbstverständlich müssen beide Ehepartner auch eingehend darüber aufgeklärt werden, dass trotz Spermienaufbereitung und der Anwendung aufwendigster Testverfahren die Möglichkeit einer Virusübertragung - im Zuge der Behandlung - letztlich auch mit der denkbaren Folge einer kindlichen Infektion - nicht mit absoluter Sicherheit ausgeschlossen werden kann. Im Gegensatz zu den Gefahren eines ungeschützten Geschlechtsverkehrs ist dieses Restrisiko aber nur noch hypothetisch und nicht mehr bezifferbar. Insofern wäre bei Beachtung der dargestellten Vorgaben juristisch eine naturwissenschaftlich gegebene Kausalität zwischen Therapie und Infektion dann nicht mehr adäquat, also den behandelnden Ärzten nicht haftungsbegründend zurechenbar (16).

Untermauert wird diese Argumentation auch durch die bislang bekannt gewordenen Daten zur Behandlung HIV-diskordanter Paare: Auf dem "*1st European Symposium on HIV and Assisted Reproduction*" wurde 1999 eine europaweite Kooperation und Datenerfassung beschlossen, die 2001 zur Gründung des CREAthE-Netzwerks (*Centres for Reproductive Assistance Techniques in HIV in Europe*) führte. Aus diesem Netzwerk liegen bereits Daten von 3390 Behandlungszyklen IUI, IVF und ICSI vor. Obwohl dabei hinsichtlich Aufbereitung und Testung teilweise Standards verwendet wurden, die weit unter den geschilderten Möglichkeiten liegen, trat bei keiner der 1036 behandelten Patientinnen und keinem der über 400 geborenen Kinder eine Serokonversion ein (41).

3.2.2.4. Praktisches Vorgehen/Zusammenfassung

Da bei HIV-Infektion des (Ehe-)Mannes eine Realisierung des Kinderwunsches ohne Gefährdung der gesunden Partnerin ausschließlich durch Verfahren der assistierten Reproduktion möglich ist, besteht auch mit Blick auf das Wohl des Kindes eine medizinische Indikation für deren Durchführung. Basis einer erfolgreichen Behandlung ist die Kooperation zwischen HIV-Schwerpunktmedizinern, Infektiologen und Reproduktionsmedizinern unter Einbindung psychosozialer Dienste.

Erster Ansprechpartner sollte die betreuende Schwerpunktpraxis sein. Anhand des bisherigen

Infektionsverlaufs, des klinischen Bildes und der Laborkonstellation kann hier offen die Prognose und ggf. eine erkennbar eingeschränkte Lebenserwartung erörtert werden. Idealerweise sollte die Partnerin mit in dieses Gespräch einbezogen werden. Dabei sollte des Paar auch darüber informiert werden, dass unter einer (HA)ART die Virusbelastung im Ejakulat keineswegs mit der quantitativen PCR im Blut korreliert, mithin also auch bei nicht messbarer Viruslast ein ungeschützter Geschlechtsverkehr ein unüberschaubares Infektionsrisiko birgt (42,43).

Als weitere Anlaufstelle für eine Erstberatung fungierte 10 Jahre lang das Kuratorium für Immunschwäche in München, wo 1991 das Projekt "Kinderwunsch bei HIV-diskordanten Paaren" angesiedelt war (20). Leider wurde dieses bundesweit einmalige und überaus wertvolle Projekt vor 3 Jahren eingestellt.

Bei HIV-Infizierten findet sich häufiger ein pathologischer Spermiogrammbefund (38,39), möglicherweise bedingt durch eine Spermienreifungsstörung bei gestörter Nebenhodenfunktion. Antiretrovirale Medikamente können direkt durch mitochondriale Toxizität oder indirekt über eine Hyperprolaktinämie die Spermiogrammparameter alterieren. Entzündliche Genitalerkrankungen müssen konsequent antibiogrammgerecht behandelt werden, um nicht zuletzt die Viruslast im Ejakulat zu senken.

Die übliche gynäkologische Sterilitätsdiagnostik muss um einige infektionsspezifische Parameter erweitert werden. Insbesondere die HIV-Serologie sollte regelmäßig kontrolliert werden. Um überflüssige Inseminationen zu vermeiden, ist zur Tubendiagnostik zumindest eine Kontrastsonographie zu fordern.

Entsprechend den Richtlinien der Bundesärztekammer zur Durchführung der assistierten Reproduktion sollten ausschließlich verheiratete Paare behandelt werden (44). Durch diese Regelung sollen insbesondere soziale und rechtliche Nachteile des Kindes abgewendet werden - ein gerade angesichts der potenziell eingeschränkten Lebenserwartung des künftigen Vaters sehr wesentlicher Aspekt. Die zuständigen Landesärztekammern lassen aber Ausnahmen von dieser Regel ausdrücklich zu.

Da die Krankenversicherungsträger bei HIV-Infizierten grundsätzlich nicht für Verfahren der assistierten Reproduktion leistungspflichtig sind, ist es wichtig, mit dem Paar auch über die zu erwartenden Kosten zu sprechen, bzw. es mit einer ausführlichen medizinischen Begründung bei der Antragstellung auf Kostenübernahme zu unterstützen. Vielfach kann dann doch in Einzelfallentscheidungen den Anträgen entsprochen werden.

Die Wahl des Behandlungsverfahrens ergibt sich aus den Befunden der Paardiagnostik (Tab. 3.3). Vor einer Behandlung wird das Ehepaar eingehend über das nicht auszuschließende hypothetische Restrisiko einer Virustransmission aufgeklärt und versichert mit seiner Unterschrift, dass seit mindestens 6 Monaten ausschließlich geschützter Geschlechtsverkehr praktiziert wird.

Eine reproduktionsmedizinische Behandlung HIV-diskordanter Paare bei Infektion des Ehemannes wird derzeit in Deutschland von etwa 10 reproduktionsmedizinischen Zentren angeboten. Durch die mit dieser Situation verbundenen weiten Anreisewege ergibt sich für die meisten Paare eine untragbare Belastung. Nach den Ergebnissen einer von uns im Jahre 2004 durchgeführten Umfrage sind aber rund 20 weitere IVF-Zentren zu einer Kooperation bei der Vorbehandlung der Patientinnen bereit und ermöglichen dadurch vielen Paaren erst eine Behandlung in einem der bereits etablierten Zentren.

3.2.3. Fazit

Der Kinderwunsch HIV-Infizierter stößt heute in Deutschland keineswegs mehr nur auf Unverständnis und generelle Ablehnung. Teilweise stehen einer aktiven Behandlung aber ethische, medizinische und haftungsrechtliche Bedenken entgegen.

Bei HIV-Infektion der Frau scheint diese Zurückhaltung, insbesondere wegen des Risikos einer materno-fetalen Virustransmission, zumindest im Hinblick auf Verfahren der assistierten Reproduktion noch gerechtfertigt. Grundsätzlich schützen eingehende Beratung, frühzeitige Sterilitätsdiagnostik und die Therapie bestehender Störungen aber nicht zuletzt auch die Patientin, ihren gesunden Partner und - bei Eintritt einer Schwangerschaft - auch das Kind.

Bei HIV-Infektion des Ehemannes besteht zwar die Indikation für Verfahren der assistierten Reproduktion, eine Behandlung ist derzeit aber auf wenige Einrichtungen limitiert. Motile Spermien können durch Aufbereitung von im Ejakulat enthaltenen HI-Viren separiert werden. Durch Insemination, IVF oder ICSI mit aufbereiteten, getesteten Spermien kann die gesunde Ehepartnerin dann (nahezu) risikolos schwanger werden und gesunde Kinder bekommen.

Literatur

1. Chakraborty H, Sen PK, Helms RW et al. (2001) Viral burden in genital secretions determines male-to-female sexual transmission of HIV-1: a probabilistic empiric model. AIDS. 15: 621-627

2. Royce RA, Sena A, Cates W Jr, Cohen MS (1997) Sexual transmission of HIV. N Engl J Med 336: 1072-1078

3. Hawkins D, Blott M, Clayden P et al. (2005). Guidelines for the management of HIV infection in pregnant women and the prevention of mother-to-child transmission of HIV. HIV Medicine 6 (Suppl 2),107-148.

4. European Collaborative Study (2005). Mother-to-child transmission of HIV infection in the era of highly active antiretroviral therapy. Clinical Infectious Diseases 40:458-65.

5. Tai JH, Udoji MA, Barkanic G, Byrne DW, Rebeiro PF, Byram BR, Kheshti A, Carter JD, Graves CR, Raffanti SP, Sterling TR. (2007). Pregnancy and HIV Disease Progression during the Era of Highly Active Antiretroviral Therapy. Journal of Infective Diseases 196(7):1044-52

6. Brocklehurst P, French R (1998) The association between maternal HIV infection and perinatal outcome: a systematic review of the literature and meta-analysis. Br J Obstet Gynaecol 105: 836-48

7. Schäfer A (1999) HIV in Gynäkologie und Geburtshilfe. Gynäkologe 32: 540-51

8. Thorne C, Patel D, Newell ML (2004). Increased risk of adverse pregnancy outcomes in HIV-infected women treated with highly active antiretroviral therapy in Europe. AIDS 18:2337-2339.

9. Gingelmaier A, Hollwitz B, Casteleyn S, Faul-Burbes C, Gröger S, Beichert M, Buchholz B, Weigel M, Funke AM, Grubert TA, Friese K (2005). Schwangerschaftsverlauf und kindliches Outcome bei 599 HIV-exponierten Schwangerschaften an deutschen Schwerpunktzentren 1999-2003. Geburtshilfe und Frauenheilkunde 65:1058-1063

10. Garcia PM, Kalish LA, Pitt J et al. (1999) Maternal levels of plasma human immunodeficiency virus type 1 RNA and the risk of perinatal transmission. N Engl J Med 341: 394-402

11. Buchholz B, Beichert M, Marcus U, Grubert T, Gingelmaier A, Haberl A et al. (2006). German-Austrian recommendations for HIV-therapy in pregnancy and in HIV-exposed newborns - update 2005. European Journal of Medical Research11: 359-376

12. Grubert TA, Reindell D, Kastner R et al. (1999) Complications after caesarean section in HIV-1-infected women not taking antiretroviral treatment. Lancet 354: 1612-1613

13. Rizk B, Dill SR (1997) Counselling HIV patients pursuing infertility investigation and treatment. Hum Reprod 12: 415-6

14. Ohl J, Partisani M, Wittemer C et al. (2003) Assisted reproduction techniques for HIV serodiscordant couples: 18 months of experience.Hum. Reprod. 18:1244-1249

15. Frankel RE, Selwyn PA, Mezger J et al. (1997) High prevalence of gynecologic disease among hospitalized women with human immunodeficiency virus infection. Clin Infect Dis 25: 706-712

16. Eberbach W (1999) Ethische und rechtliche Fragestellungen der HIV-Erkrankung. In: Jäger H (Hrsg.) Mit AIDS leben. Prävention, Therapie, Behandlungsalternativen, psychosoziale Aspekte, ecomed-Verlag, Landsberg, 369-374

17. Bundesausschuss der Ärzte und Krankenkassen (2004) Richtlinien über ärztliche Maßnahmen zur künstlichen Befruchtung ("Richtlinien über künstliche Befruchtung")in der Fassung vom 14.August 1990, zuletzt geändert am 1. Dezember 2003. Bundesanzeiger 14: 989

18. Weigel M, Kremer H, Sonnenberg-Schwan U et al. (2001) Diagnostik und Behandlung HIV-diskordanter Paare mit Kinderwunsch. Dtsch Ärztebl 98: A2642-2652

19. Sonnenberg-Schwan U (1999) Der Kinderwunsch HIV-positiver Frauen und Möglichkeiten zur Verwirklichung. In: Jäger H (Hrsg.) Mit AIDS leben. Prävention, Therapie, Behandlungsalternativen, psychosoziale Aspekte, ecomed-Verlag, Landsberg, 304-12.

20. Sonnenberg-Schwan U, Hengelein H, Reuter U et al. (1992) Planned fatherhood in HIV-discordant couples. VIII. International Conference on AIDS, Amsterdam, Abstract PuD9175.

21. Semprini AE, Levi-Setti P, Bozzo, M et al. (1992) Insemination of HIV-negative women with processed semen of HIV-positive partners. Lancet 340: 1317-1319

22. Weigel M, Friese K, Beichert M, et al. (1997) Kinderwunsch HIV-diskordanter Paare: Möglichkeiten und Grenzen der assistierten Reproduktion. In: Jäger H (Hrsg.) AIDS - Neue Perspektiven. Therapeutische Erwartungen. Die Realität 1997. Ecomed, Landsberg/Lech, 396-398

23. Vernazza P, Brenner I, Graf I (2007). Pre-exposure prophylaxis and timed intercourse for HIV-discordant couples willing to conceive a child. Poster Nr. MoPDC01, International AIDS Conference, Sydney, Australien, 07/2007

24. Vernazza L, Hollander L, Semprini A, Anderson D, Duerr A (2006). Correspondence – HIV-discordant couples and parenthood: how are we dealing with the risk of transmission? AIDS 2006, Vol. 20, 236-237

25. Weigel M, Beichert M, Melchert F (1999) Assistierte Reproduktion bei HIV-Infektion des Ehepartners - Von der Kontraindikation zur Indikation? Reproduktionsmedizin 15: 410-418

26. Muciaccia B, Filippini A, Ziparo E et al. (1998) Testicular germ cells of HIV-seropositive asymptomatic men are infected by the virus. J Reprod Immunol 41: 81-93

27. Pudney J, Nguyen H, Xu C, Anderson DJ. Microscopic evidence against HIV-1 infection of germ cells or attachment to sperm. J Reprod Immunol 1998; 41(1-2): 105-125.

28. Scofield VL, Rao B, Broder S, Kennedy C, Wallace M, Graham B et al. HIV interaction with sperm [letter]. AIDS 1994; 8(12):1733-1736.

29 Quayle AJ, Xu C, Tucker L, Anderson DJ. The case against an association between HIV-1 and sperm: molecular evidence. J Reprod Immunol 1998; 41(1-2):127-136

30 Dulioust E, Tachet A, De Almeida M et al. (1998) Detection of HIV-1 in seminal plasma and seminal cells of HIV-1 seropositive men. J Reprod Immunol 41: 27-40

31. Anderson DJ (1992) Mechanisms of HIV-1 transmission via semen. J NIH Res 4: 104-108

32. Weigel M, Sonnenberg-Schwan U, Jäger H, Melchert F (2003) 10 Jahre Reproduktionsmedizin bei HIV-diskordanten Paaren in Deutschland. Geburtsh Frauenheilk 63: 315-320

33. Marina S, Marina F, Alcolea R et al. (1998) Human immunodeficiency virus type 1-serodiscordant couples can bear healthy children after undergoing intrauterine insemination. Fertil Steril 70: 35-9

34. Chrystie LL, Mullen JE, Braude PR et al. (1998) Assisted conception of HIV discordant couples: evaluation of semen processing techniques in reducing HIV viral load. J Reprod Immunlog 41:301-6

35. Weigel M (2002) Aktuelle Untersuchungen zur Virusbelastung des Ejakulats HIV-infizierter Männer. In: Hoffmann C, Jäger H (eds.) AIDS. Die Auseinandersetzung geht weiter, verlag moderne industrie, Landsberg/Lech; 325-327

36. Savasi V, Ferrazzi E, Lanzani C, Oneta M, Parrilla B, Persico T, (2007).Safety of sperm washing and ART outcome in 741 HIV-1-serodiscordant couples. Human Reproduction 22: 772-77732

37. Schill WB (1994) Fertilitätsstörungen des Mannes - Diagnostik und Therapie. In: Runnebaum B, Rabe T (Hrsg): Gynäkologische Endokrinologie und Fortpflanzungsmedizin Bd. 2, Springer-Verlag, Berlin - Heidelberg - New York, S 287-337

38. Nicopoullos JD, Almeida PA, Ramsay JW et al. (2004). The effects of HIV on sperm parameters and the outcome of intrauterine insemination following sperm washing. Human Reproduction19: 2289-97

39. Bujan L, Sergerie M, Moinard N et al. (2007). Decreased Semen Volume and Spermatozoa Motility in HIV-1-Infected Patients Under Antiretroviral Treatment. Journal of Andrology, Vol. 28,:444-452

40. DIR (2006) Deutsches IVF-Register 2006

41. Bujan L, Hollander L, Coudert M, et al. (2007). Safety and Efficacy of sperm washing in HIV-1-serodiscordant couples where the male is infected: results from the European CREAThE network. AIDS 21:1909-1914

42. Coombs RW, Speck CE, Hughes JP et al. (1998) Association between culturable human immunodeficiency virus type 1 (HIV-1) in semen and HIV-1 RNA levels in semen and blood: evidence for compartmentalization of HIV-1 between semen and blood. J Infect Dis 177: 320-30

43. Zhang H, Dornadula G, Beumont M, et al. (1998) Human immunodeficiency virus type 1 in the semen of men receiving highly active antiretroviral therapy. N Engl J Med 339: 1803-9

44. Bundesärztekammer (1998) Richtlinien zur Durchführung der assistierten Reproduktion. Dtsch Ärztebl 95: B2454-2459

Anhang

4. Anhang

Leitlinie für HIV-Therapie
http://www.eacs.eu/guide/index.htm

- Evidenzbasierte Leitlinie unter Berücksichtigung von:
- Abgeschlossenen klinischen Studien
- Zwischenergebnissen, Kongress-Abstracts
- Erkenntnissen zur Pathogenese
- "Expertenmeinung"

Antiretrovirale Therapie: Indikationen

- Symptomatische HIV-Infektion
- Asymptomatische HIV-Infektion
  - <350 CD4 Zellen/µl
  - Viruslast nicht Therapie-entscheidend
- Akute HIV-Infektion: nur bei schwerem Verlauf oder ZNS-Beteiligung
- Prophylaxe vertikaler Transmission
- Postexpositionsprophylaxe

HAART Indikation 2008

CD4 \ VL	<50.000	50.000-100.000	>100.000
> 350/µl	Beginn möglich	Beginn möglich	empfehlen
200-350/µl	empfehlen	empfehlen	empfehlen
<200/µl	empfehlen	empfehlen	empfehlen

http://www.eacs.eu/guide/index.htm

Initialbehandlung

Kombination	Vorteile	Nachteile
PI + 2 NRTI	klinische Daten längste Erfahrung mit VL Suppression	hohe Tablettenzahl schränkt späteren PI Einsatz ein Langzeit-Toxizität
NNRTI + 2 NRTI	kompakte Therapie hohe Effektivität PI Einsatz verzögert	schränkt späteren NNRTI Einsatz ein niedrige Resistenzbarriere

Antiretrovirale Therapie: Substanzklassen und Wirkmechanismen

Nukleoside: Kettenabruch bei der reversen Transkription	NRTI
Nichtnukleoside: sterische Hemmung der RT am Bindungszentrum	NNRTI
Proteaseinhibitoren: Verhinderung der Virusreifung: Polyprotein-Strukturproteine	PI
Attachment/Fusionsinhibitoren: Verhinderung der Neuinfektion von Zielzellen	
Integraseinhibitoren: Verhinderung der DNA-Integration im Zellkern	

NRTI (Nukleoside)

Zidovudin	(AZT)	Retrovir®
Didanosin	(ddI)	Videx®
Stavudin	d4T)	Zerit®
Lamivudin	(3TC)	Epivir®
Abacavir	(ABC)	Ziagen®

Häufige Kombination: AZT+3TC

Nicht kombinieren: AZT+d4T

NRTI (Fixkombinationen*)

Zidovudin/Lamivudin	Combivir®
Abacavir/Lamivudin	Kivexa®
Tenofovir/Emtricitabin	Truvada®

* Die neue 3er Kombination Atripla® (Efavirenz, Tenofovir und Emtricitabin) ist in der Schwangerschaft wegen der möglicherweise teratogenen Komponente Efavirenz nicht erlaubt

Nukleotid

Tenofovir	(TDF)	Viread®

Attachment-Inhibitor

Maraviroc (MVC) Celsentri®

Fusions-Inhibitor

Enfuvirtide (ENF) Fuzeon®

Integrasehemmstoff

Raltegravir (RAL) Isentress®

NNRTI ("Nicht-Nukleoside")

Nevirapin   Viramune®
Delavirdin*   Rescriptor®
Efavirenz   Sustiva®

Häufige Kombinationen: NNRTI + 2 NRTI
Noch ungewöhnlich: 2 NNRTI + x

* In Europa nur als Import verfügbar

PI (Proteaseinhibitoren)

("r" bedeutet Ritonavir, PI werden praktisch immer mit Ritonavir als Booster kombiniert)

Saquinavir/r   Invirase®
Indinavir/r   Crixivan®
Nelfinavir/r   Viracept®
Fosamprenavir/r   Telzir®
Lopinavir/r   Kaletra®
Atazanavir/r   Reyataz®
*Tipranvir/r   Aptivus®
*Darunavir/r   Prezista®

Häufige Kombinationen: 1 PI + 2 NRTI
                         2 PI + 2 NRTI
Noch ungewöhnlich: PI + 2 andere
                         Substanzen

*Auch bei Patienten mit PI-Kreuzresistenzen wirksam

Therapiewechsel

- wegen Ineffektivität:
  - alle Substanzen austauschen
  - vorherige Resistenz-bestimmung erforderlich
  - Überprüfung der Patienten-adhärenz

- wegen Toxizität:
  - angeschuldigte Substanz auswechseln

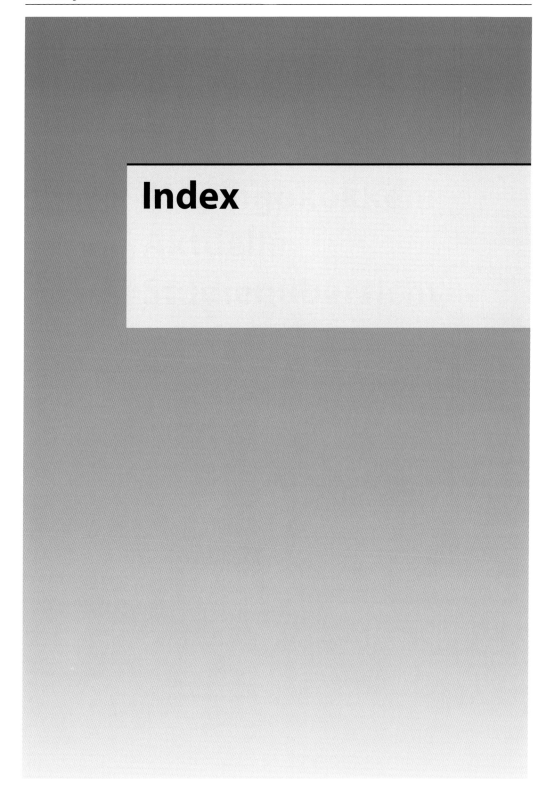

Index

A

Abruptio 16
Aciclovir 28
Amniozentese 36
Amöbiasis 27
Amoxicillin 27
AmphotericinB 27
Antiinfektiva 29
Atemnot 20

B

Bakterielle Erkrankungen 27
Beratung 82
Bildgebung 23
BKS 21
Bläschen 28
Blutbild 21

C

Candida-Ösophagitis 27
CD4-Lymphozyten 21
CD4-Zahl 22
CD8-Lymphozyten 21
Cholestaseparameter 21
CMV-Retinitis 28
Compliance 32
Cotrimoxazol 27
CRP 21
Cryptosporidiose 27
Cytomegalievirus 21

D

Diagnosemitteilung 16
Diagnostik
    Bildgebung 23
    Elektrokardiogramm 24
    Erstanamnese 19
    HIV-Stadium 22
    Inspektion 20
    Internistische 19
    Kolposkopie 35
    Körperlicher Untersuchungsbefund 20
    Röntgen-Thorax 24
    Sonographie 36
    Systemanamnese 20
    Verlaufsuntersuchungen 24
    Zwischenanamnese 20
    Zytologie 35
Diarrhoe 20, 27

E

Eisen 21
Ejakulat 92
Elektrokardiogramm 24
Entbindung 36
Entryinhibitoren 66

F

Ferritin 21
Fieber 27
Fluconazol 27
Follow-up 37
Frühgeburtlichkeit 33

G

Ganciclovir 28
Gewichtsverlauf 20

H

Haarleukoplakie 20
Harnstau 23
Hepatitis-Suchprogramm 21
Herpes genitalis 28
Herpes simplex 28
Herzstolpern 20
HIV-Diagnostik 70
HIV-exponiertes Kind 71
    Antiretrovirale Medikamente 75
    Betreuung 71
    Diagnosestellung 70
    HIV-Diagnostik 70
    Impfempfehlungen 73
    Infektionen 71
    Kombinationstherapien 78
    Langzeitbetreuung 73
    Prophylaxe 74
    Überwachung 72
    Zidovudin 72
HIV-infiziertes Kind 71
    Betreuung 71
    Impfempfehlungen 73
    Prophylaxe 74
    Zidovudin 72
HIV-Postexpositionsprophylaxe 37
HIV-RNA 21
HIV-Screening 16
HIV-Stadium 22
HIV-Test
    Aufklärung 31
    Durchführung 16
HIV-Transmission 39
    Geburtsmodus 51
    Mechanismus 39
    Postexpositionsprophylaxe 49
    Prävention 43
    Risikofaktoren 41
    Stillen 52
    Transmissionsraten 40
    Zeitpunkt 39
Husten 20

Stichwortregister

I

In vitro-Fertilisation 95
Infektionen 26
    Antiinfektiva 29
    Appendizitis 30
    Bakterielle Erkrankungen 27
    Bronchitis 30
    Gastroenteritis 30
    Harnwegsinfekte 30
    Haut- und Weichteilinfektionen 30
    HIV-typische 26
    Infektionssyndrome 28
    Ko-Infektionen 35
    Pilzerkrankungen 27
    Pneumonie 30
    Protozoen-Erkrankungen 27
    Sekundärinfektionen 26
    Virale Erkrankungen 28
    Weitere 28
Intrauterine Insemination 94
Intrazytoplasmatische Spermieninjektion 95
Itraconazol 27

K

Kinderwunsch
    Beratung 83
    Motivationen 83
    Paardiagnostik 91, 94
    Praktisches Vorgehen 90, 95
    Reproduktionsmedizin 94
    Schwangerschaftsrisiken 89
Kolposkopie 35
Kryptokokkose 27

L

Labor 21
Lambliasis 27
Lebertransaminasen 21
Leistungsfähigkeit 20

M

Metronidazol 27
Monitoring 33
Mundsoor 27
Mutterschaftsrichtlinien 16, 31
Mykobakteriose, atypische 27

N

Nachtschweiß 20, 27
NNRTI 64
NRTI 63

P

Pädiater 37
pH-Bestimmung 35
Pilzerkrankungen 27
Plazentagängigkeit 62
Pneumocystis jiroveci-Pneumonie 27
Pneumonie 27
Procalcitonin 21
Proteaseinhibitoren 65
Protozoen-Erkrankungen 27

R

Reproduktionsmedizin 94
Resistenzbestimmung 33
Röntgen-Thorax 24
Röteln 21
Routinelaborparameter 21

S

Salmonellensepsis 27
Schilddrüsenfunktion 21
Schwangerenbetreuung 18, 31
Schwangerschaftsabbruch 16, 18
Schwangerschaftskonflikt 17
Schwangerschaftsrisiken 89
Schwangerschaftsvorsorge 31
Sectio caesarea 37
Sonographie 36
Soor 20
Spermienseparation 93
Splenomegalie 23
Sterilisation 16
Syphilis 21

T

Therapie 32
    antiretrovirale 62
    Antiretrovirale 32
    Resistenzbestimmung 33
Tinea 27
Toxoplasmose 21, 27
Transmissionsprophylaxe 36, 78
TSH 21
Tuberkulose 27
Tuberkulostatika 27

U

Untersuchung 20

V

Varicella Zoster Virus 21
Verlaufsuntersuchungen 24
Virale Erkrankungen 28
Viruslastbestimmung 23

W

Wehen, vorzeitige 33

Z

Zidovudin 72
Zoster 28
Zytologie 35

Klinische Lehrbuchreihe
... Kompetenz und Didaktik!

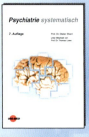
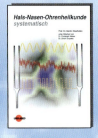
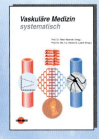
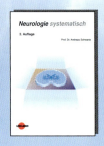
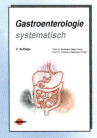
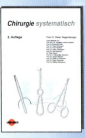
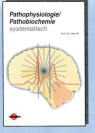
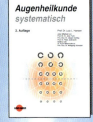
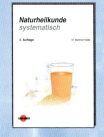
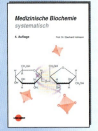
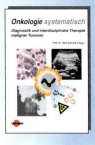
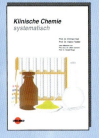
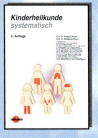
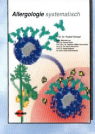
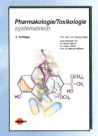
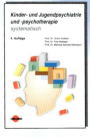
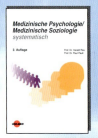
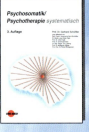
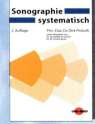
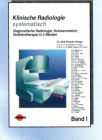
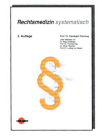
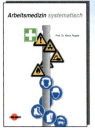
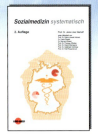
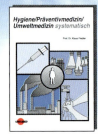
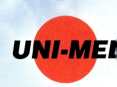

UNI-MED

Diagnostik – Therapie – Forschung
UNI-MED SCIENCE –
Topaktuelle Spezialthemen!

Alle Details zu unseren Büchern aktuell unter www.uni-med.de

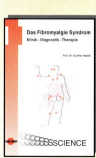
Das Fibromyalgie Syndrom – Klinik · Diagnostik · Therapie
1. Auflage 2007, 80 Seiten, ISBN 978-3-89599-606-1

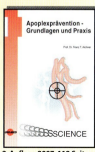
Apoplexprävention – Grundlagen und Praxis
2. Auflage 2007, 112 Seiten, ISBN 978-3-89599-249-0

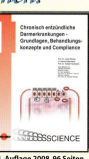
Chronisch entzündliche Darmerkrankungen – Grundlagen, Behandlungskonzepte und Compliance
1. Auflage 2008, 96 Seiten, ISBN 78-3-8374-1008-2

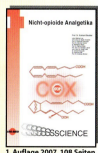
Nicht-opioide Analgetika
1. Auflage 2007, 108 Seiten, ISBN 978-3-89599-994-9

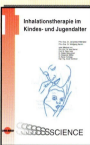
Inhalationstherapie im Kindes- und Jugendalter
1. Auflage 2008, 88 Seiten, ISBN 978-3-89599-236-0

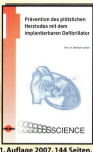
Prävention des plötzlichen Herztodes mit dem implantierbaren Defibrillator
1. Auflage 2007, 144 Seiten, ISBN 978-3-89599-208-7

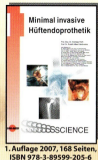
Minimal invasive Hüftendoprothetik
1. Auflage 2007, 168 Seiten, ISBN 978-3-89599-205-6

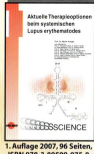
Aktuelle Therapieoptionen beim systemischen Lupus erythematodes
1. Auflage 2007, 96 Seiten, ISBN 978-3-89599-975-8

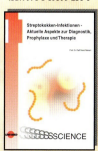
Streptokokken-Infektionen – Aktuelle Aspekte zur Diagnostik, Prophylaxe und Therapie
1. Auflage 2007, 64 Seiten, ISBN 978-3-89599-997-0

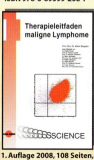
Therapieleitfaden maligne Lymphome
1. Auflage 2008, 108 Seiten, ISBN 978-3-89599-266-7

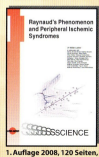
Raynaud's Phenomenon and Peripheral Ischemic Syndromes
1. Auflage 2008, 120 Seiten, ISBN 978-3-89599-276-6

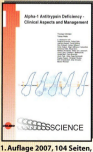
Alpha-1 Antitrypsin Deficiency – Clinical Aspects and Management
1. Auflage 2007, 104 Seiten, ISBN 978-3-89599-946-8

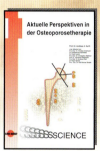
Aktuelle Perspektiven in der Osteoporosetherapie
1. Auflage 2008, 80 Seiten, ISBN 978-3-8374-1047-1

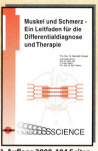
Muskel und Schmerz – Ein Leitfaden für die Differentialdiagnose und Therapie
1. Auflage 2008, 104 Seiten, ISBN 978-3-8374-1040-2

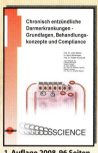
Chronisch entzündliche Darmerkrankungen – Grundlagen, Behandlungskonzepte und Compliance
1. Auflage 2008, 96 Seiten, ISBN 978-3-8374-1008-2

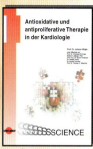
Antioxidative und antiproliferative Therapie in der Kardiologie
1. Auflage 2008, 96 Seiten, ISBN 978-3-89599-847-8

UNI-MED

...und ständig aktuelle Neuerscheinungen!

Fachliteratur über Gynäkologie und Geburtshilfe von UNI-MED...

▌▌▌ UNI-MED SCIENCE - ▌▌▌

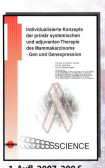

1. Aufl. 2007, 200 S.,
ISBN 978-3-89599-913-0

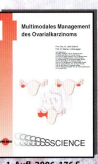

1. Aufl. 2006, 176 S.,
ISBN 978-3-89599-742-6

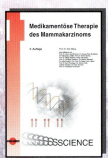

2. Aufl. 2006, 176 S.,
ISBN 978-3-89599-950-5

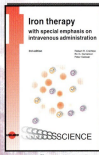

2. Aufl. 2006, 96 S.,
ISBN 978-3-89599-980-2

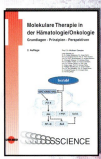

1. Aufl. 2008, 192 S.,
ISBN 978-3-8374-1021-1

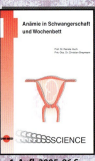

1. Aufl. 2005, 96 S.,
ISBN 978-3-89599-772-3

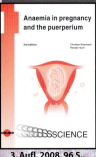

3. Aufl. 2008, 96 S.,
ISBN 978-3-8374-1022-8

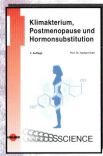

2. Aufl. 2005, 272 S.,
ISBN 978-3-89599-928-4

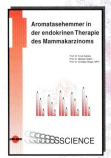

1. Aufl. 2008, 56 S.,
ISBN 978-3-89599-280-3

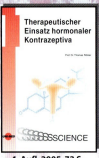

1. Aufl. 2005, 72 S.,
ISBN 978-3-89599-781-5

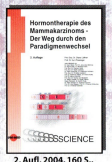

2. Aufl. 2004, 160 S.,
ISBN 978-3-89599-819-5

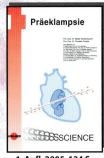

1. Aufl. 2005, 124 S.,
ISBN 978-3-89599-818-8

▌▌▌ Topaktuelle Spezialthemen! ▌▌▌

...völlig komplikationslos!

UNI-MED Verlag AG • Kurfürstenallee 130 • D-28211 Bremen
Telefon: +49/421/2041-300 • Telefax: +49/421/2041-444
e-mail: info@uni-med.de • Internet: www.uni-med.de